Dr. Steven Laureys | Valérie Leblanc | Nicolas Cougot

EINE REISE DURCH UNSER GEHIRN

Bibliografische Information der Deutschen Nationalbibliothek
Die Deutsche Nationalbibliothek verzeichnet diese Publikation in der Deutschen Nationalbibliografie.
Detaillierte bibliografische Daten sind im Internet über http://dnb.d-nb.de abrufbar.

Für Fragen und Anregungen
info@rivaverlag.de

Wichtige Hinweise
Dieses Buch ist für Lernzwecke gedacht. Es stellt keinen Ersatz für eine individuelle medizinische Beratung dar und sollte auch nicht als solcher benutzt werden. Wenn Sie medizinischen Rat einholen wollen, konsultieren Sie bitte einen qualifizierten Arzt. Der Verlag und die Autoren haften für keine nachteiligen Auswirkungen, die in einem direkten oder indirekten Zusammenhang mit den Informationen stehen, die in diesem Buch enthalten sind.

Ausschließlich zum Zweck der besseren Lesbarkeit wurde auf eine genderspezifische Schreibweise sowie eine Mehrfachbezeichnung verzichtet. Alle personenbezogenen Bezeichnungen sind somit geschlechtsneutral zu verstehen.

1. Auflage 2023

Türkenstraße 89
80799 München
Tel.: 089 651285-0
Fax: 089 652096

Die französische Originalausgabe des Autors Steven Laureys erschien 2022 bei Hachette-Livre (Hachette Pratique) unter dem Titel *Cerveaugraphie: Comprendre le cerveau en 100 dessins et schémas*.

Übersetzung: Wiebke Krabbe
Redaktion: Dr. Frauke Bayer
Umschlaggestaltung: Manuela Amode
Illustrationen: Valérie Leblanc
Satz: Daniel Förster, Belgern

Druck: Florjančič Tisk d.o.o., Slowenien
Printed in the EU

ISBN Print 978-3-7423-2318-7
ISBN E-Book (PDF) 978-3-7453-2108-1
ISBN E-Book (EPUB, Mobi) 978-3-7453-2109-8

Dr. Steven Laureys | Valérie Leblanc | Nicolas Cougot

EINE REISE DURCH UNSER GEHIRN

Wie entstehen Emotionen?
Welchen Zweck hat das Vergessen?
Ist es möglich, das Gehirn gesund zu ernähren?
Warum kann man nach dem Sport besser denken?
Schläft das Gehirn?

riva

INHALT

VORWORT

Was ist das Gehirn? Wie funktionieren die Neuronen? Wozu dient der Hippocampus? Warum haben wir ein »zweites Gehirn«? Woher kommen unsere Gefühle? Was passiert, wenn wir träumen, lieben, meditieren oder vegetieren? Wie sah Einsteins Gehirn aus? Was muss man essen, um sein Gehirn gut zu versorgen? Haben Tiere ein Bewusstsein? Kann man ein Gehirn transplantieren? Dieses komplexe, wichtige Organ wirft eine Vielzahl von Fragen auf. Viele Patienten, die mich aufsuchen, machen sich Gedanken über die langfristige Entwicklung ihrer kognitiven Fähigkeiten.

Es ist wichtig zu wissen, dass wir während unseres gesamten Lebens Einfluss auf den Gesundheitszustand unseres Gehirns, seine Fähigkeiten und deren Erhaltung nehmen können. Die medizinische Forschung schreitet stetig voran und insbesondere im Bereich der neurologischen Erkrankungen gibt es ermutigende Ergebnisse. Ebenso umfangreich wie der medizinische Aspekt ist aber die Funktionsweise des Gehirns im Alltag, bei allen unseren Aktivitäten und in allen unseren emotionalen Zuständen. Ich möchte dich in diesem Buch zu einer Entdeckungsreise durch die geheimnisvolle Welt unseres Gehirns einladen. Dabei will ich versuchen, die Sachverhalte so einfach und griffig wie möglich zu erklären, vor allem aber mit der Bescheidenheit eines Forschers, der weiß, dass es noch enorm viel zu entdecken gibt.

Steven Laureys

EINFÜHRUNG

ALLERLEI IRRTÜMER ÜBER DAS GEHIRN

MATHEMATIKBEULE

Ende des 18. Jahrhunderts vertrat der deutsche Arzt Franz Gall die Überzeugung, dass bestimmte Teile des Gehirns wichtiger seien als andere. Er begann Schädel abzutasten und verglich die Gehirne von Kriminellen (die oft mit einem hässlichen Gesicht und Beulen auf dem Schädel dargestellt wurden) mit den Gehirnen von außergewöhnlich klugen Menschen. Gall war der Meinung, dass man beispielsweise eine besondere Begabung für die Mathematik an einer »Beule« am Schädel erkennen könne. Seine Theorie ist nicht mehr gültig, dennoch ist die Debatte nicht völlig abgeschlossen: Heute ist erwiesen, dass bestimmte Bereiche oder Netzwerke des Gehirns für spezifische Funktionen wichtiger sind als andere.

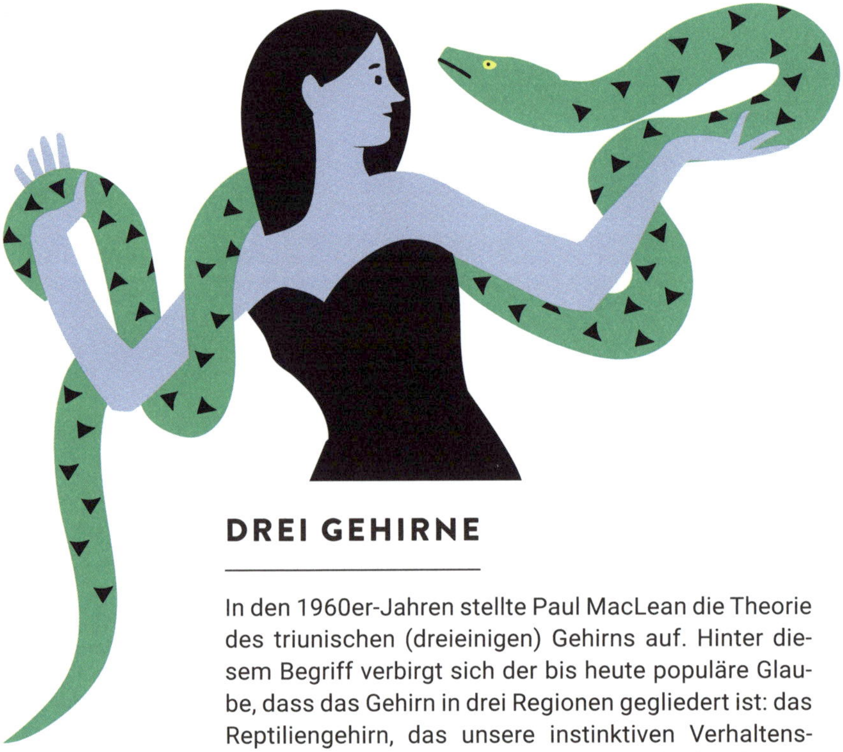

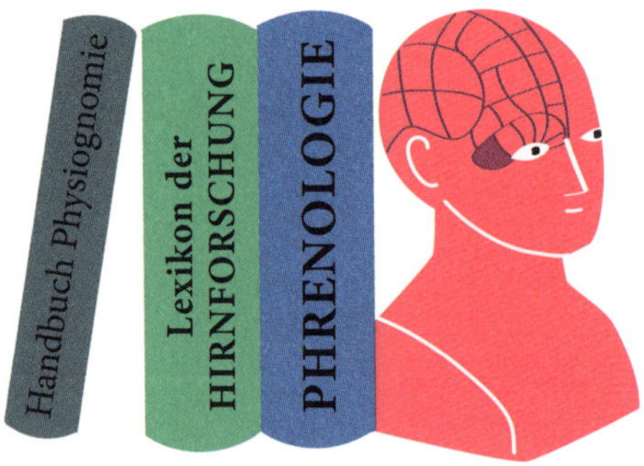

DREI GEHIRNE

In den 1960er-Jahren stellte Paul MacLean die Theorie des triunischen (dreieinigen) Gehirns auf. Hinter diesem Begriff verbirgt sich der bis heute populäre Glaube, dass das Gehirn in drei Regionen gegliedert ist: das Reptiliengehirn, das unsere instinktiven Verhaltensweisen steuert, darauf aufbauend das limbische Gehirn, das den Sitz der Emotionen bildet, und schließlich der *Neokortex*, über den nur Menschen verfügen und der Sitz des komplexen Denkens ist. Diese Theorie ist wahrscheinlich falsch. Alle Bereiche des Gehirns sind miteinander verbunden, das Gehirn hat somit keine separate »tierische« Seite. Außerdem unterscheidet sich das menschliche Gehirn nicht grundlegend von dem anderer Tiere. Alle Wirbeltiere, von Fischen über Reptilien bis zu Säugetieren, besitzen ein Nervensystem, das dabei hilft, ihre Handlungen zu steuern.

EINE FRAGE DER GRÖSSE

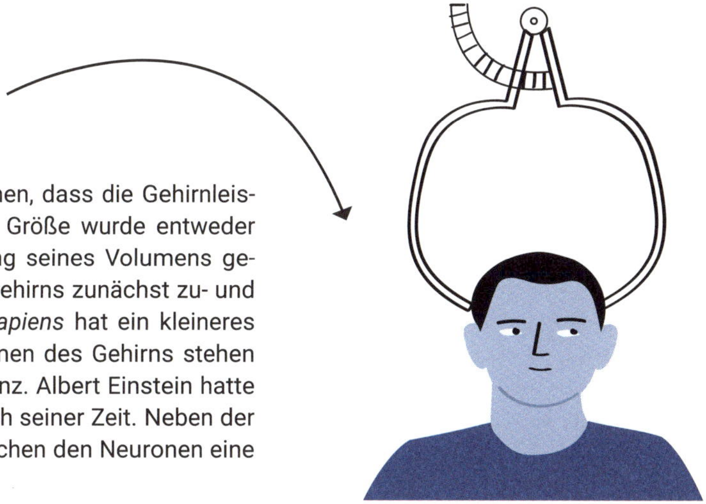

»Er hat ein Spatzenhirn.« Lange Zeit wurde angenommen, dass die Gehirnleistung mit der Größe des Organs zusammenhängt. Die Größe wurde entweder durch Wiegen des Gehirns oder durch die Bestimmung seines Volumens gemessen. Die Evolution zeigt aber, dass die Größe des Gehirns zunächst zu- und dann wieder abgenommen hat. Der moderne *Homo sapiens* hat ein kleineres Gehirn als der Cro-Magnon-Mensch. Größe oder Volumen des Gehirns stehen also nicht in direktem Zusammenhang mit der Intelligenz. Albert Einstein hatte sogar ein leichteres Gehirn als der Durchschnittsmensch seiner Zeit. Neben der Größe scheint auch die Qualität der Verbindungen zwischen den Neuronen eine wichtige Rolle zu spielen.

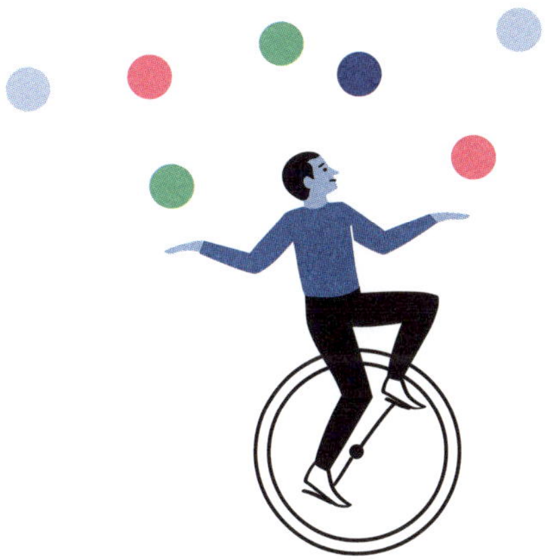

MULTITASKING

Manche Menschen können zwei Dinge gleichzeitig tun, andere sind dazu nicht in der Lage. Das bedeutet aber nicht, dass manche Menschen über ein multitaskingfähiges Gehirn verfügen und andere nicht. Das Gehirn ist nicht multitaskingfähig, es wechselt von einer Aufgabe zur anderen. Es fällt ihm schwer, zwei oder mehr Informationen gleichzeitig zu verarbeiten, denn sein Pufferspeicher, der eingehende Informationen verarbeitet, ist begrenzt. Es ist also nicht möglich, sich wirklich auf eine Arbeit zu konzentrieren, während man gleichzeitig in sozialen Netzwerken surft oder seine E-Mails liest.

DAS UNTERFORDERTE GEHIRN

Man liest immer wieder, dass wir nur zehn Prozent unseres Gehirns nutzen. Diese Vorstellung beruht jedoch auf einem Irrtum. Als man die Gliazellen entdeckte, die unsere Neuronen versorgen und schützen, ging man davon aus, dass sie 90 Prozent unseres Gehirns ausmachen. In Wirklichkeit nutzen wir zwar unser gesamtes Gehirn, aber niemals alle seine Zellen gleichzeitig. Und selbst das ist noch keine absolute Wahrheit. Das Potenzial des Gehirns muss noch erforscht werden, denn unsere Intelligenz beruht auf den Tausenden von Verbindungen, die das riesige Netzwerk der Neuronen bilden – ein Netz, das sich zudem noch weiterentwickeln kann.

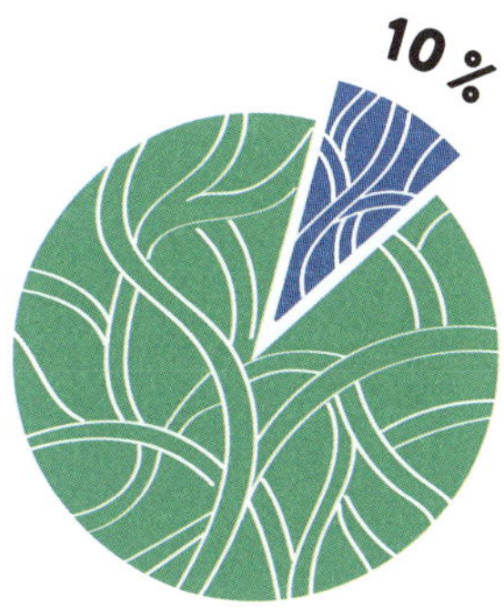

GEHIRNFORSCHUNG

GROSSE ENTDECKUNGEN, GROSSE NAMEN

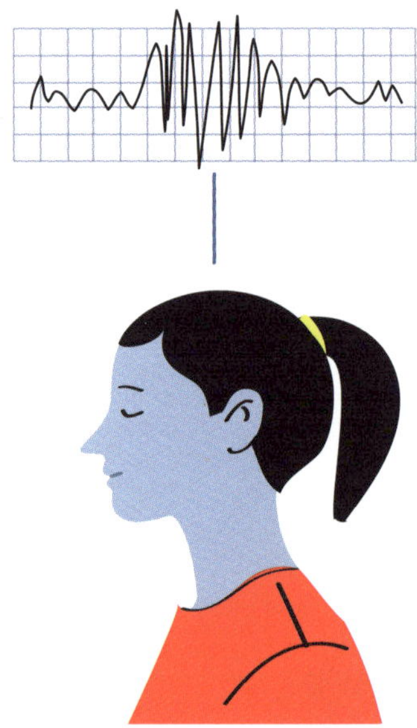

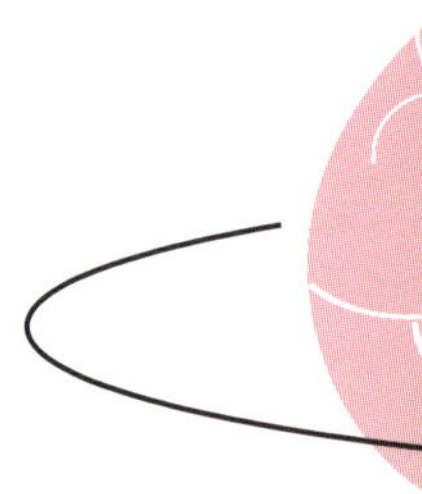

ENTDECKUNG EINER NEUEN WELT

Die Erforschung des Gehirns könnte man mit der Entdeckung einer neuen Welt vergleichen. Schon in der Antike sezierte Galen Tiere, um seine Beobachtungen auf den Menschen zu übertragen. So konnte er bereits Nervenimpulse beschreiben. Das Gehirn des Menschen wurde erstmals von Andreas Vesalius erforscht, der seine Erkenntnisse 1543 in seinem Werk *De humani corporis fabrica (»Über die Struktur des menschlichen Körpers«)* veröffentlichte. Er sezierte und untersuchte Gehirne von Toten und konnte so erstmals zeigen, dass die Nerven mit dem Gehirn und nicht mit dem Herzen verbunden sind. Vesalius benannte in lateinischer Sprache alle Teile des Gehirns, die Nerven und die anderen Körperteile. Sein Buch wurde zum Standardwerk – und zum Albtraum von Anatomiestudenten.

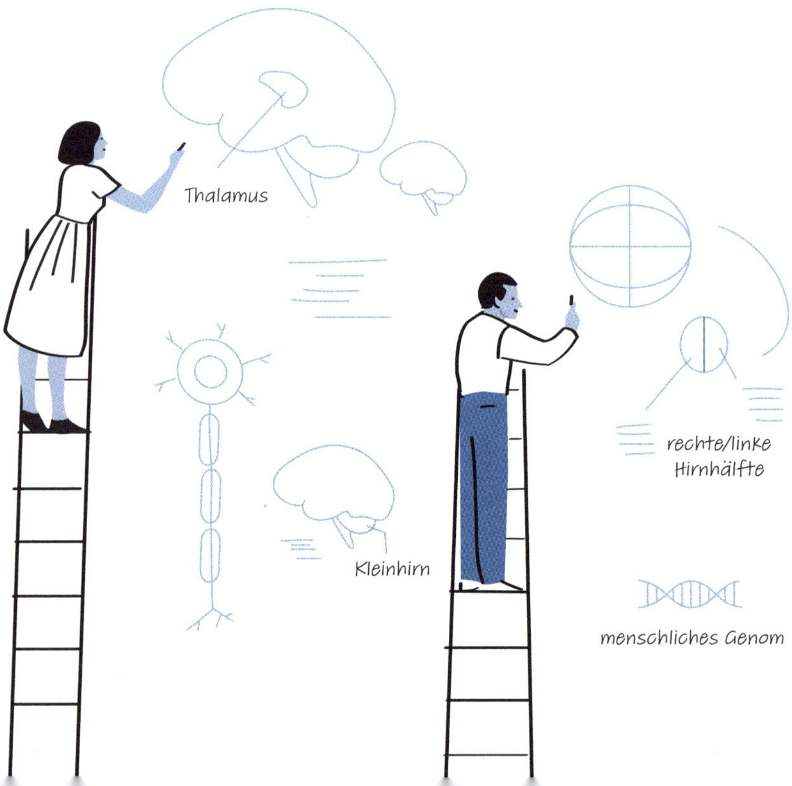

ERSTE MESSUNGEN

Drei Jahrhunderte nach Vesalius stellte der Italiener Angelo Mosso fest, dass man bei Patienten mit Kopfverletzungen das Gehirn spüren konnte. Er kam auf die Idee, diese Entdeckung zur Erforschung des Gehirns zu nutzen. Mosso legte ein Blutdruckmessgerät an der Stelle der Verletzung an. Seine Schlussfolgerung lautete, dass ein Anstieg des Hirndrucks ein Anzeichen für geistige Anstrengung sei. Vierzig Jahre später machte der Amerikaner John Fulton das Gehirn zum ersten Mal hörbar. Er zeichnete das Geräusch des Blutflusses im Schädel seines Patienten Walter K. auf. Dieser hatte angegeben, den verstärkten Blutfluss zur Hirnrinde als »Rascheln« zu hören, wenn er zu lesen begann.

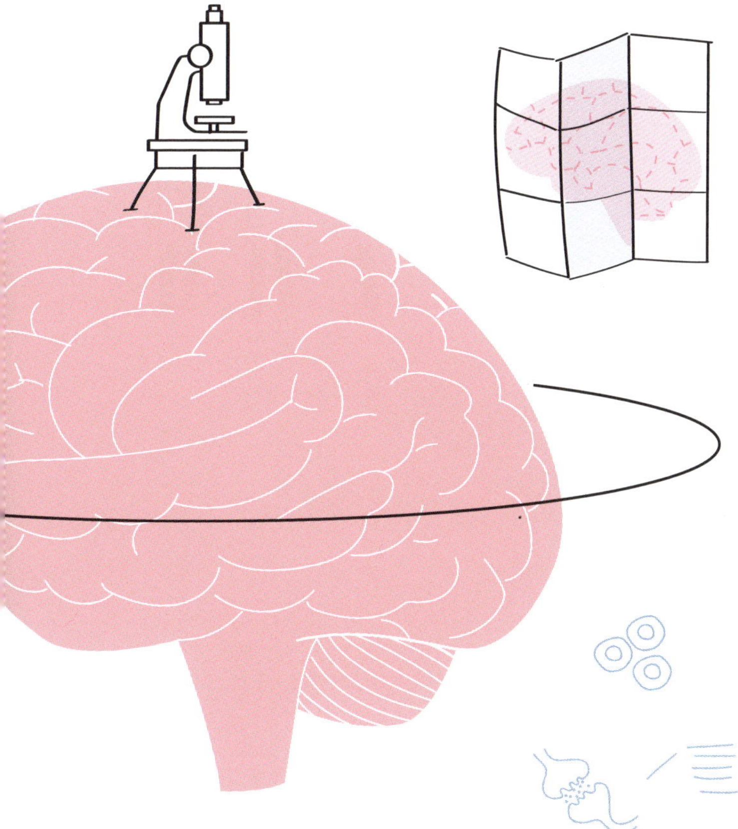

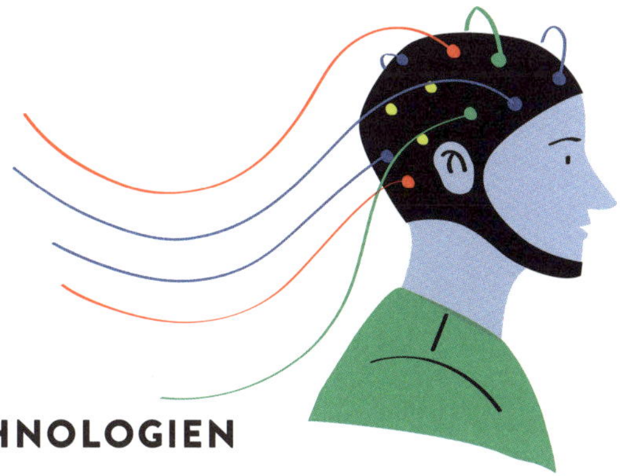

NEUE TECHNOLOGIEN

Die Erforschung neuer Gebiete beruht auf einer ständigen Weiterentwicklung der Forschungsmethoden und -mittel. Seit der Zeit der ersten Autopsien und Messungen haben sich die Techniken zur Untersuchung des Gehirns ständig weiterentwickelt. Innerhalb von etwa 40 Jahren ist es möglich geworden, Schnittbilder (CT, MRT) des Gehirns zu erstellen, ohne den Schädel zu öffnen. Man kann die Aktivität von Neuronen sichtbar machen (Elektroenzephalografie) oder die Gehirnaktivität durch Messung des Energieverbrauchs, des Blutflusses, der Hormonsynthese (Positronen-Emissions-Tomografie, Szintigrafie, PET-Scan) und des Sauerstoffverbrauchs (funktionelle MRT) erfassen. Damit ist die Forschung ihrem Bestreben, dem »Gehirn beim Denken zuzusehen«, einen großen Schritt näher gekommen.

DIE BEDEUTUNG VON FUNKTIONSSTÖRUNGEN

Um die Funktionsweise eines Organs besser zu verstehen, untersuchen Wissenschaftler auch Fälle, in denen es nicht richtig funktioniert. Auf der Grundlage dieses Forschungsprinzips konnten vor allem Pierre Paul Broca und Wilder Penfield große Fortschritte erzielen. Broca beobachtete einen Patienten, der nur eine einzige Silbe aussprach, und vermutete eine Störung in einem Bereich, der wahrscheinlich mit der Sprache in Verbindung stand. Da er keinen Computertomografen hatte, musste er bis zum Tod seines Patienten warten, um dessen Gehirn zu untersuchen. Dabei stellte er eine Anomalie auf der linken Seite fest, und zwar in einem Bereich, der mit der Sprachproduktion in Verbindung stand.

In den 1930er-Jahren untersuchte Penfield Patienten mit Epilepsie und Hirntumoren. Er öffnete ihnen den Schädel, identifizierte die an den Störungen beteiligten Hirnregionen und stimulierte sie (beispielsweise beobachtete er durch die Stimulation eines Teils des *motorischen Kortex* die Bewegung des Fußes des Patienten). Auf diese Weise legte er den Grundstein für die Kartografierung des Gehirns.

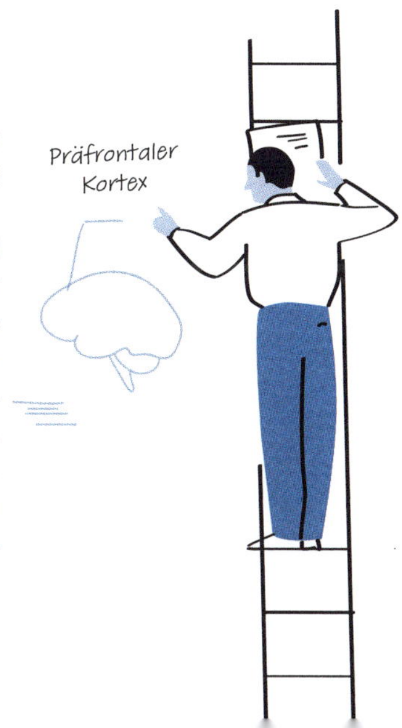

UNGELÖSTE GEHEIMNISSE

DEN CODE KNACKEN

Gibt es einen neuronalen Code des Bewusstseins, so wie es einen genetischen Code des Lebens gibt? Dies ist eine der wichtigsten Fragen, mit denen sich Forscher heute beschäftigen. Aber wenn es uns gelänge, den Code zu knacken, könnten wir dann herausfinden, was genau das Bewusstsein ist? Das Leben beruht zwar auf einem genetischen Code, ist aber nicht auf die DNA beschränkt. Auch das Bewusstsein wird sich wahrscheinlich nicht auf einen einfachen Code, eine Zelle oder einen Neurotransmitter reduzieren lassen. Man geht davon aus, dass es das Ergebnis von komplexen und dynamischen Interaktionen ist. Dennoch strebt die Forschung an, den neuronalen Code für das Bewusstsein zu entschlüsseln, weil er ihnen helfen könnte, Strategien zur Reparatur von Defekten zu finden.

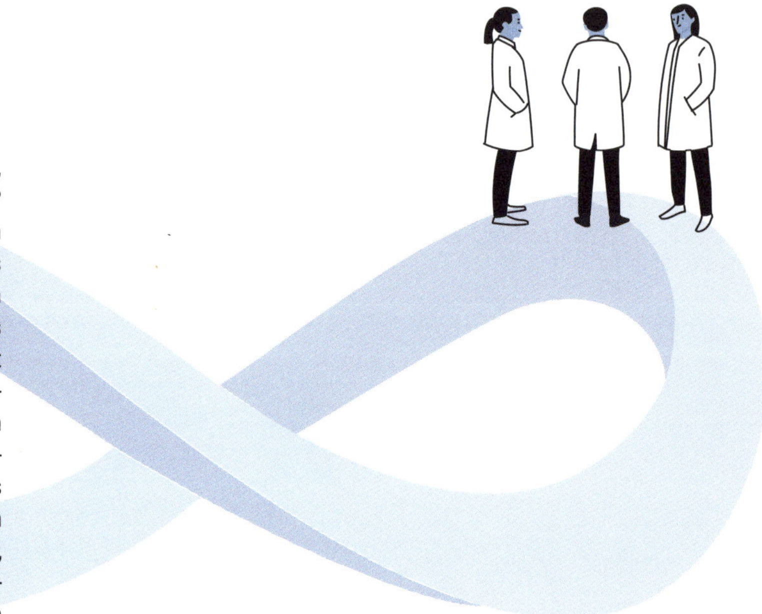

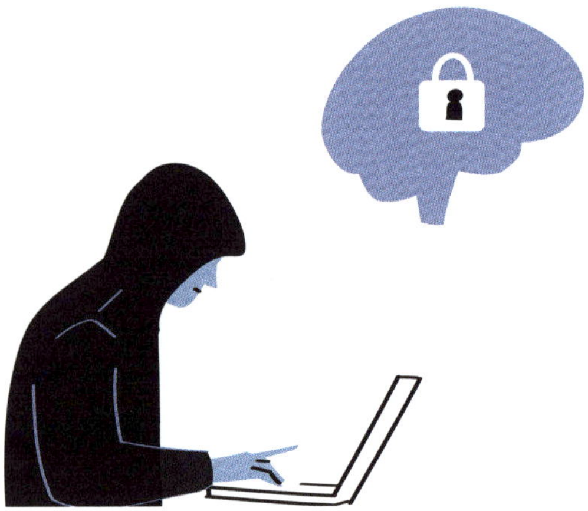

UNENDLICHKEIT

Das Gehirn stellt im Gegensatz zu anderen Organen eine ganz eigene Welt dar, die wir gerade erst zu erforschen beginnen. Um das Leben besser zu verstehen, mussten wir in eine unendlich kleine Welt abtauchen. Und um neue Welten zu erforschen, mussten wir uns das unendlich Große vorstellen. Der Begriff der Unendlichkeit lässt sich auch auf die Zukunft der Hirnforschung anwenden.

Einerseits wird es darum gehen, die Grenzen der Technologie zu erweitern, um Maschinen zu entwickeln, die in der Lage sind, die kleinste Konstante auf die Millisekunde genau in Echtzeit zu messen und mit hohen Auflösungen tief ins Gehirn einzutauchen, um die kleinste Interaktion zu entdecken. Andererseits stellen sich aber auch Fragen, die weitaus schwieriger zu formulieren sind, beispielsweise wie aus dem Materiellen, also einer Zelle oder einem Organ, etwas Immaterielles hervorgehen kann – das bewusste Wesen.

WISSEN UND NICHTWISSEN

»Wir achten nie auf das, was schon geschafft ist. Wir sehen nur, was noch zu tun ist«, schrieb Marie Skłodowska (genannt Curie). Damit bringt sie das Streben der Wissenschaft auf den Punkt. Wir haben in den letzten zehn oder hundert Jahren enorm viel gelernt, aber je mehr wir lernen, desto mehr wissen wir. Aus dem Wissen ergeben sich immer neue Fragen und wir erkennen, wie wenig wir erst verstehen. Um die Geheimnisse des Gehirns zu erforschen, muss man akzeptieren, dass sich mit jeder Entdeckung neues, unbekanntes Land auftut. Wir müssen uns unserer Unwissenheit bewusst sein und anerkennen, dass sie paradoxerweise mit dem wissenschaftlichen Fortschritt immer größer wird. Ein Wissenschaftler darf nicht dogmatisch sein, er muss einen offenen Geist bewahren und darf keine Spur von vornherein ausschließen. Er wird die heutigen Wahrheiten ständig infrage stellen und das, was er zu verstehen glaubt, mit dem, was er zu messen glaubt, vergleichen.

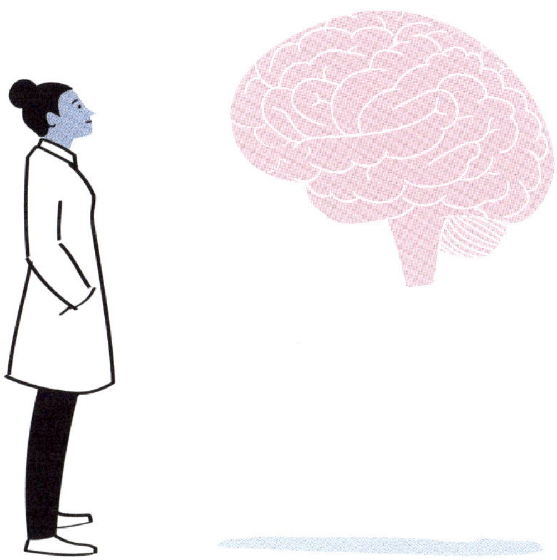

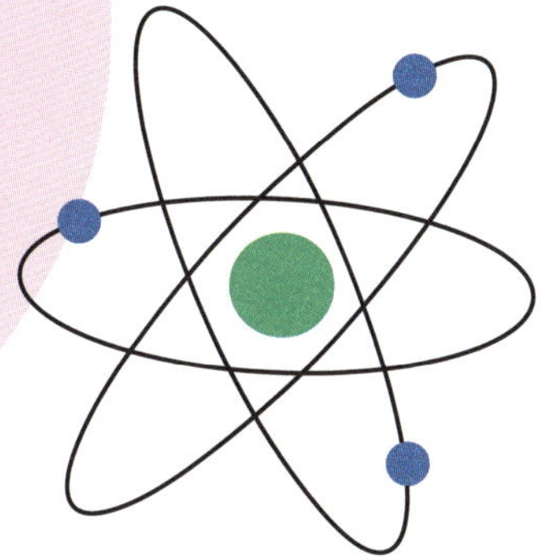

UNIVERSELLES BEWUSSTSEIN?

Was wäre, wenn das Bewusstsein keine menschliche Eigenschaft wäre, sondern ein grundlegendes Merkmal des Universums, das alle physikalische Materie steuert, so wie es beispielsweise die Schwerkraft tut? Weil der Ursprung des Bewusstseins so schwer zu erklären ist, stellt der Panpsychismus die These auf, dass Bewusstsein eine grundlegende Eigenschaft der Materie ist. Diese metaphysische Theorie geht davon aus, dass jedes Molekül eine unendlich kleine Form von Bewusstsein besitzt, eine Art Elementarteilchen, das sich mit anderen zu komplexeren Bewusstseinsformen zusammensetzen kann. Als Beispiel für dieses Denkmodell wird das koordinierte Verhalten von Pflanzen gegenüber ihrer Umwelt angeführt.
Eine andere Idee, die Theorie der integrierten Information, wurde von dem Psychiater und Neurologen Giulio Tononi entwickelt. Sie besagt, dass Bewusstsein auf der Integration von Informationen durch großflächige funktionelle Konnektivität beruht, wobei die Menge der integrierten Informationen dem Bewusstseinsniveau des Individuums entspricht. Diese Menge ist messbar und wurde durch mathematische Modelle veranschaulicht. Solche Modelle könnten dazu beitragen, die Mechanismen des Informationsaustauschs und das Bewusstseinsniveau von Tieren zu verstehen.

DAS GEHIRN – WAS IST DAS?

WIE HAT SICH DAS GEHIRN ENTWICKELT?

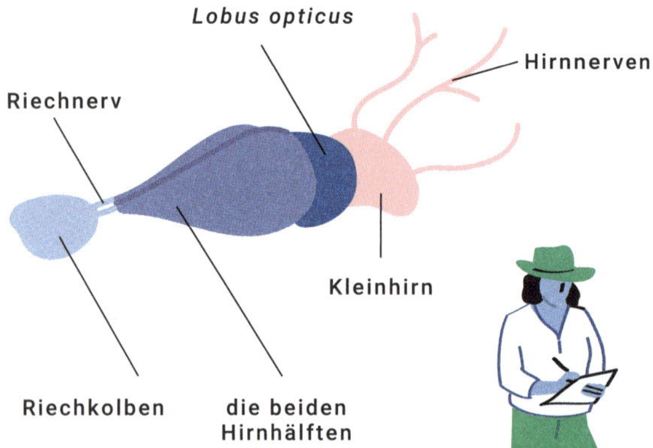

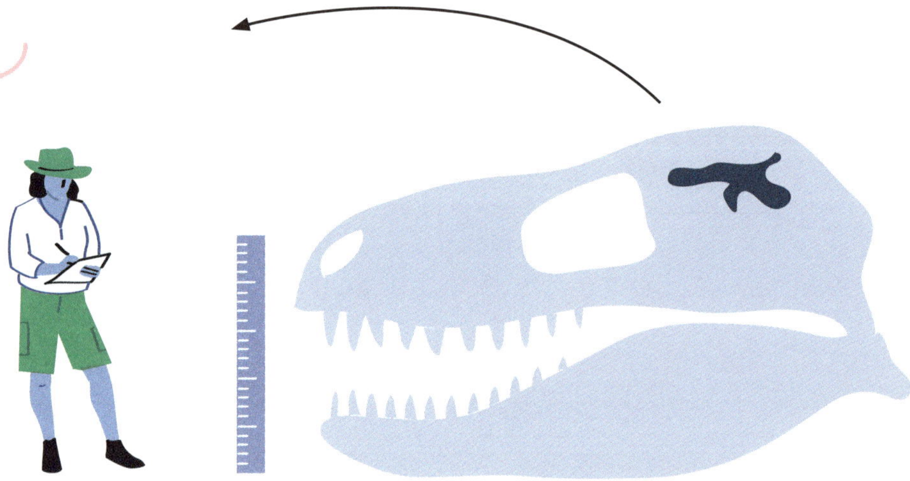

FOSSILIEN HABEN EIN GEHIRN

Wenn man einen fossilen Schädel findet und das Innere mit Gips ausgießt, bekommt man einen Abguss vom Inneren des Schädels, *Endocast* genannt. Diese Technik der Paläoneurologie ermöglicht es, die Entwicklung des Gehirns im Laufe der Evolution zu untersuchen. So konnte man feststellen, dass der *Tyrannosaurus Rex* zwar ein kleines Gehirn hatte, aber alle Merkmale unseres eigenen Gehirns bereits vorhanden waren: zwei Gehirnhälften, Kleinhirn, Gleichgewichtsorgan, zwölf Paar Hirnnerven …

URBILATERIA: UNSERE VORFAHREN

Am Anfang gab es nur eine einzige Zelle. Um zu überleben, entwickelte sie Fähigkeiten, ihre Umgebung wahrzunehmen. Mithilfe von Sensoren spürte sie Stellen auf, an denen sich Nahrung befand, und bewegte sich mit einer Art Schwanz fort, um sie zu erreichen. Erst mit der Entstehung komplexer mehrzelliger Lebewesen entwickelte sich das zentrale Nervensystem. Prähistorische Meereswürmer namens *Urbilateria* hatten somit eine entscheidende Gemeinsamkeit mit Wirbeltieren, Insekten und Würmern: Sie verfügten über ein zentrales Nervensystem. Es bestand aus mehreren Neuronenkernen, die sensorische Signale aufnehmen konnten – genau wie bei den Lebewesen unserer Zeit.

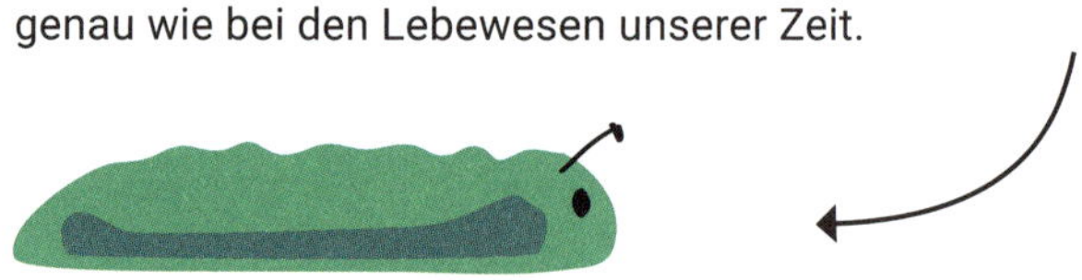

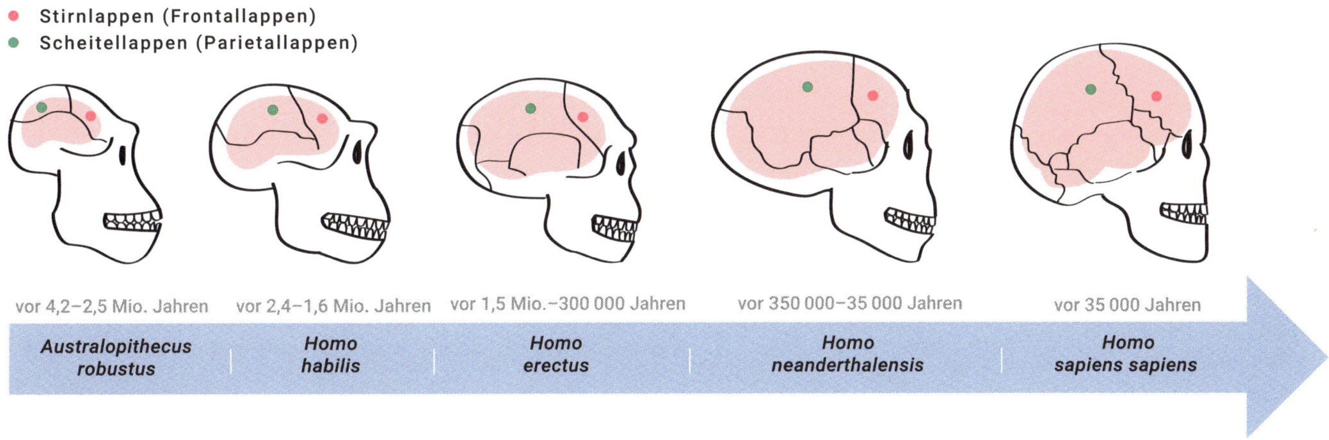

IN BEWEGUNG

Das Gehirn entwickelte sich im Laufe der Zeit weiter. Dadurch erhöhten sich die Überlebenschancen. Das Tier setzte sich in Bewegung und entwickelte ein komplexeres Nervensystem, das es ihm ermöglichte, mehr Umweltparameter zu analysieren. Dieser Zusammenhang zwischen der Komplexität des Nervensystems und der Motorik wird durch einige Seeanemonen veranschaulicht: Sie sind zunächst kleine Tiere mit einem Nervensystem, das ihre Bewegungen steuert. Sobald sie sich jedoch an einem Felsen festhalten und nicht mehr beweglich sind, verdauen sie ihr Gehirn, da es nicht mehr benötigt wird. Das könnte man als Beleg dafür betrachten, dass Bewegung für die Gehirnentwicklung notwendig ist.

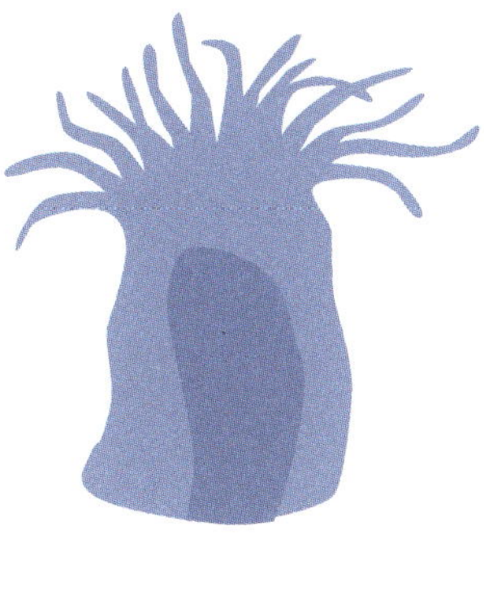

WACHSTUM UND SPEZIALISIERUNG

Im Laufe von fast acht Millionen Jahren hat das menschliche Gehirn mehrere Entwicklungsphasen durchlaufen. Grund dafür waren der aufrechte Gang auf zwei Beinen und morphologische Veränderungen, die sich vor allem daraus ergaben, dass nun die Hände frei waren. So hat sich das vom Gehirn eingenommene Volumen in diesem Zeitraum bis zum Neandertaler verdreifacht. Die andere wichtige Entwicklung ist die Herausbildung des Neokortex mit einer bemerkenswerten Ausdehnung des motorischen Kortex im Stirnlappen und im hinteren Scheitellappen. Dies äußerte sich insbesondere in der Entstehung der großen vorderen rechten Hirnhälfte, die für den Menschen charakteristisch ist. Im letzten wesentlichen Entwicklungsschritt haben sich die Nervenverbindungen vervielfacht und sind komplexer geworden. Dies wurde möglich durch eine Neuorganisation der Hirnareale und die Aufteilung in eine rechte und eine linke Hirnhälfte mit jeweils unterschiedlichen Funktionen. Nachdem das Gehirn also an Volumen zugenommen hatte, trat es in eine neue Evolutionsstufe ein: Die Funktionen seiner Netzwerke spezialisierten sich.

WIE IST DAS GEHIRN AUFGEBAUT?

VERSCHIEDENE ZONEN

Das Gehirn, wie wir es uns spontan vorstellen, ist nur ein Teil dessen, was sich in unserem Schädel befindet. Zusammen mit dem Kleinhirn und dem Hirnstamm bildet es das Enzephalon, das Gehirn als Ganzes. Das Gehirn ist in zwei Hälften oder Hemisphären unterteilt, die wiederum in vier Regionen oder Lappen gegliedert sind. Die Oberfläche der Lappen ist von Furchen und großen Falten durchzogen, die als *Gyrus* bezeichnet werden. Stark vereinfacht gesagt spielt der Stirnlappen eine Rolle bei der Motorik, der intellektuellen Planung und Organisation sowie der Sprache. Der Schläfenlappen enthält die auditiven Bereiche der Sprache und die Bereiche, die mit Gedächtnis und Emotion zu tun haben. Der Scheitellappen ist der Sitz der Sensibilität und der Sprache. Der Okzipitallappen ist das visuelle Zentrum. Auf der Oberfläche der Hirnhälften befindet sich eine graue Substanz, die als *Kortex* bezeichnet wird. Sie ist in Schichten unterteilt und enthält unter anderem die Neuronen. 1920 kartierte Korbinian Brodmann das Gehirn und legte 52 Areale sowie zwölf Hirnnervenpaare fest. Es ist vor allem ein komplexes Netzwerk, in dem ständige Kommunikation zwischen den Arealen stattfindet.

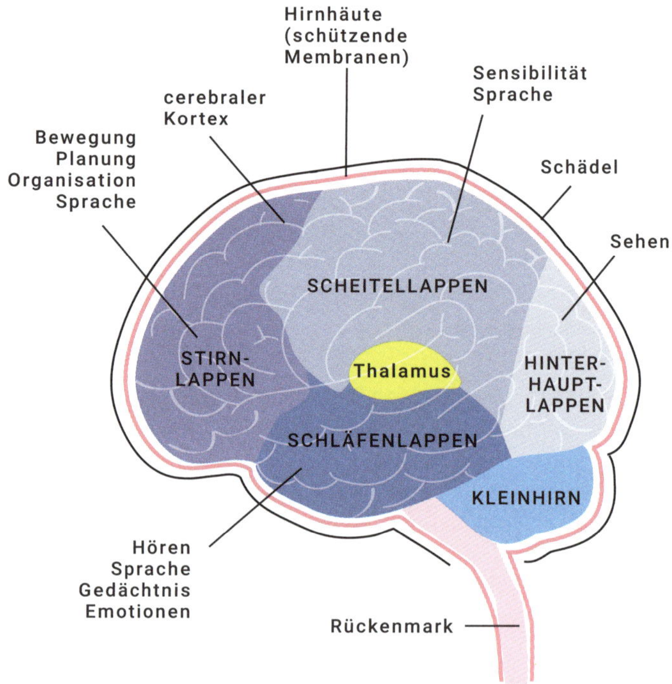

DAS GEHIRN VON DER SEITE

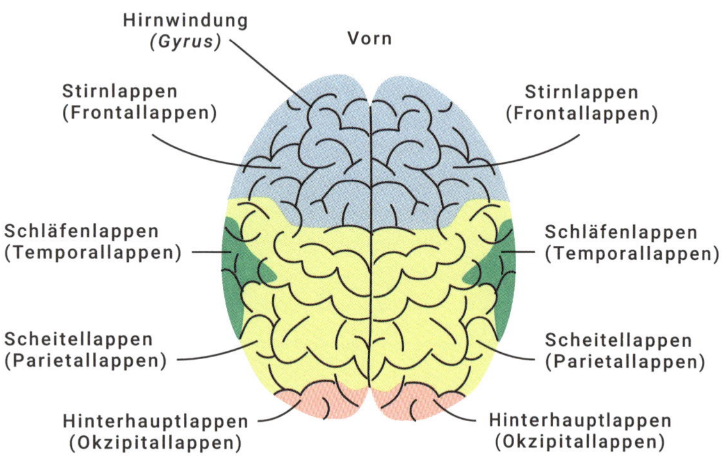

DIE FUNKTION DES KLEINHIRNS

Das Kleinhirn ist ein kleines Nervenorgan unterhalb des Großhirns. Es enthält eine Vielzahl von Zellen und ist für zahlreiche Aufgaben zuständig: Regulierung, Koordination der Muskelbewegung, Information der Nervenzentren zur Auslösung von Bewegungen und mehr. Für kognitive Funktionen wie Intelligenz, Aufmerksamkeit und bewusstes Handeln spielt es eine weniger wichtige Rolle. Würde man es entfernen, ginge nicht viel vom Bewusstsein verloren. Das lässt darauf schließen, dass die Art der Zellverbindungen im Kortex (den Schichten, die das Großhirn umgeben) wirklich außergewöhnlich ist.

DIE NERVENSYSTEME

Man unterscheidet drei Nervensysteme:

1. **Das zentrale Nervensystem** besteht aus dem Großhirn, dem Kleinhirn, dem Hirnstamm und dem Rückenmark.
2. **Das periphere Nervensystem** sorgt dafür, dass Körpersignale durch die Nerven ans Gehirn weitergeleitet werden. Man nennt es auch enzephales Nervensystem. Diese Bezeichnung leitet sich vom griechischen Wort *encephalon* ab und bedeutet »im Kopf«.
3. **Das autonome Nervensystem** steuert Funktionen, die automatisch ablaufen, etwa die Verdauung, die Atmung, die Bewegung der Herzmuskeln oder die Spannung der Arterien. Es ist jedoch nicht vollständig autonom, denn man kann es beeinflussen, beispielsweise durch Meditation.

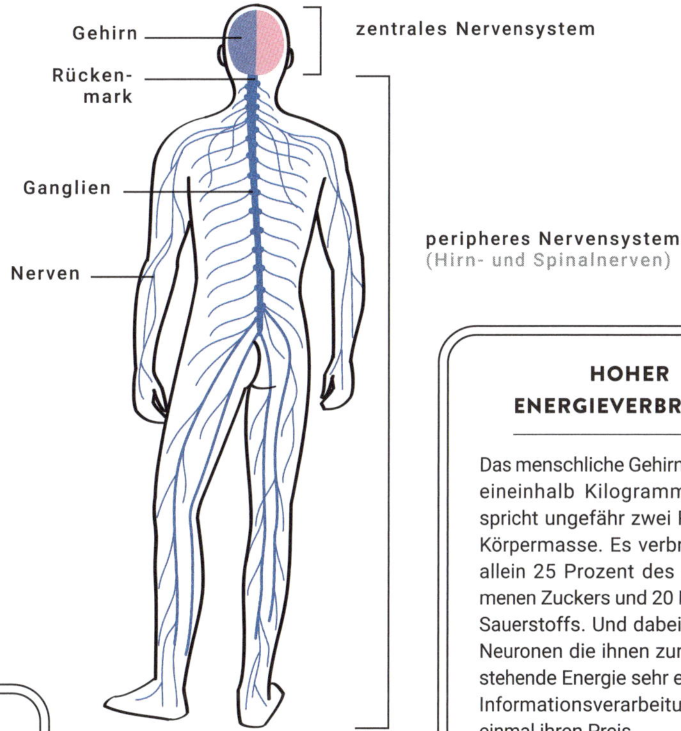

DAS NERVENSYSTEM

HOHER ENERGIEVERBRAUCH

Das menschliche Gehirn wiegt etwa eineinhalb Kilogramm, das entspricht ungefähr zwei Prozent der Körpermasse. Es verbraucht aber allein 25 Prozent des aufgenommenen Zuckers und 20 Prozent des Sauerstoffs. Und dabei nutzen die Neuronen die ihnen zur Verfügung stehende Energie sehr effizient. Die Informationsverarbeitung hat nun einmal ihren Preis.

MEHRFACH GESCHÜTZT

Das Gehirn ist von allen Organen des Körpers am besten geschützt.
Der Schädel stellt einen physischen Schutz vor mechanischer Einwirkung dar, etwa vor Stößen und Schlägen. Darunter liegen die Gehirnhäute. Diese drei Membranen sorgen dafür, dass das Gehirn keinen direkten Kontakt zur Innenseite des Schädels hat. Zusätzlich puffert die Gehirn- und Rückenmarksflüssigkeit Erschütterungen ab und reguliert den Gehirndruck. Außerdem spielt sie eine Rolle bei der Ausscheidung von Abfallstoffen und beim Transport von Hormonen.
Zu diesen physischen Schutzmaßnahmen kommt noch ein Schutz auf Zellebene – die *hämato-enzephalitische Barriere*, die die Kapillargefäße umgibt und den Blutaustausch im Gehirn reguliert.

VERARBEITUNGSZENTRUM

Mitten im Gehirn befindet sich ein wichtiges Verarbeitungszentrum, der Thalamus. Hier werden – mit Ausnahme von Gerüchen – alle Sinneswahrnehmungen verarbeitet (Sehen, Hören, Schmecken und Tasten), bevor sie an den Kortex weitergeleitet werden. So ist sichergestellt, dass Informationen vorverarbeitet und an diejenigen Hirnregionen weitergeleitet werden, in denen komplexere Verarbeitungsschritte wie das Erkennen und die Interpretation eines Reizes stattfinden. Der Thalamus spielt außerdem eine Rolle für die Steuerung des Bewusstseins sowie für Wachheit und Schlaf.

LINKE HIRNHÄLFTE, RECHTE HIRNHÄLFTE?

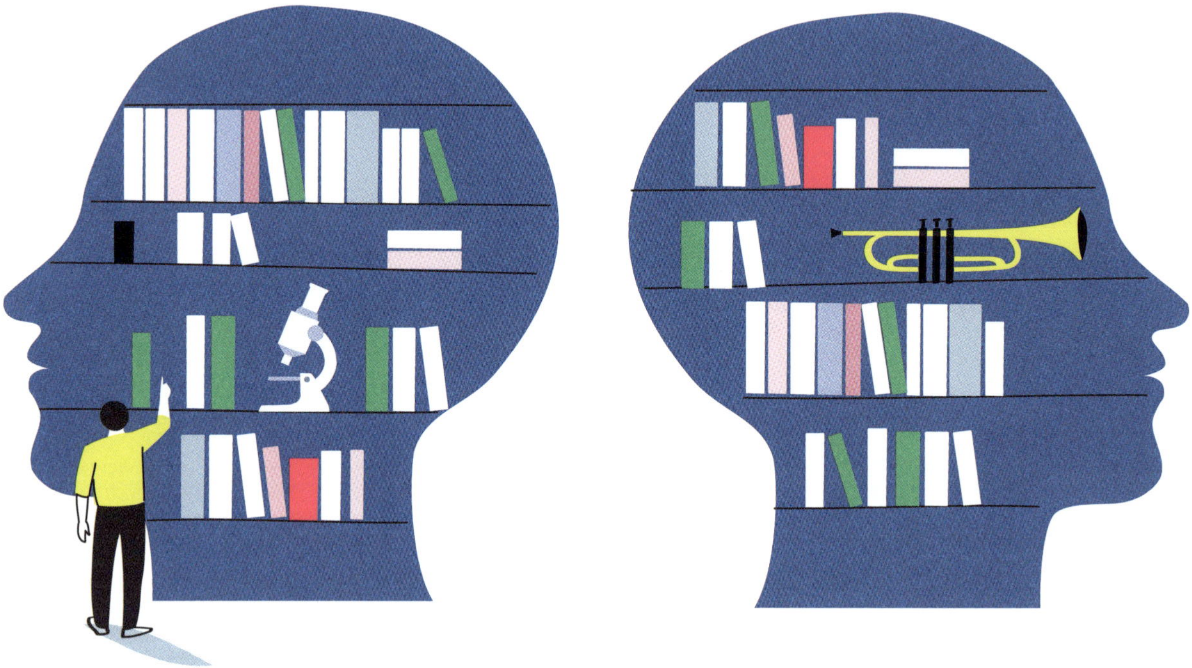

BESSERE ARBEIT DURCH TEILUNG

Nachdem Broca die Existenz eines Sprachzentrums nachgewiesen hatte, konnte er dessen Sitz in der rechten Gehirnhälfte lokalisieren. Daraus ergab sich die neue Theorie, dass das Gehirn asymmetrisch aufgebaut sei. Seitdem wurden immer bessere Forschungstechniken entwickelt und man konnte nachweisen, dass bei bestimmten geistigen Aktivitäten spezielle Hirnareale in besonderem Maß aktiviert werden. Auf diesem Gebiet ist noch viel Forschungsarbeit notwendig. Fest steht aber, dass der asymmetrische Aufbau des Gehirns einen entscheidenden Vorteil hat: Er bewirkt, dass größere Informationsmengen mit höherer Geschwindigkeit verarbeitet werden können.

LINKS ODER RECHTS?

Man hört oft, dass die Persönlichkeit eines Menschen mit der vorwiegenden Nutzung der einen oder der anderen Gehirnhälfte zu tun hat. Das logische Denken soll in der rechten Gehirnhälfte lokalisiert sein, während die linke der Sitz von Emotionen, Intuition und Kreativität ist. In Wirklichkeit ist es aber nicht ganz so einfach. Dass eine Funktion in einer Gehirnhälfte lokalisiert ist, bedeutet nicht, dass die andere dafür nicht benötigt wird – im Gegenteil. Oft reguliert eine Gehirnhälfte die Tätigkeit der anderen, wie es auch bei der Sprache der Fall ist. Die beiden Gehirnhälften arbeiten Hand in Hand und das Gehirn funktioniert stets als Ganzes. Das bedeutet, dass ein kreativer Mensch durchaus auch gut rechnen kann oder umgekehrt.

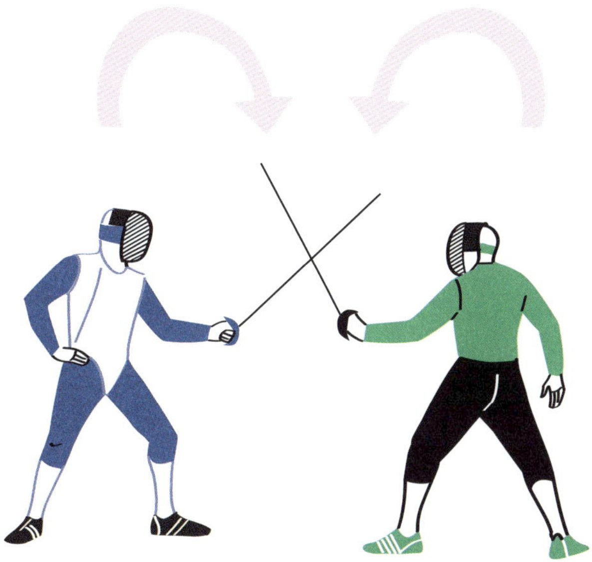

ZWEI GEHIRNE IN EINEM?

Die Zusammenarbeit der Gehirnhälften ist nur möglich, weil sie in ständiger Kommunikation stehen. Die Verbindung der vier Gehirnlappen stellt das *Corpus callosum* dar. In den 1950er-Jahren untersuchten Roger Sperry und Michael Gazzaniga Patienten, deren Epilepsie durch Entfernen des *Corpus callosum* behandelt worden war. Sie beobachteten, dass sich die Gehirnhälften bei diesen Personen mit »geteiltem Gehirn« anders verhielten, wenngleich die Betroffenen normal und ohne große Verluste an Hirnleistung leben konnten. Auf dieser Beobachtung basiert die Annahme, dass jede Gehirnhälfte auch unabhängig von der anderen funktionieren und Informationen auf die für sie spezifische Weise verarbeiten kann.

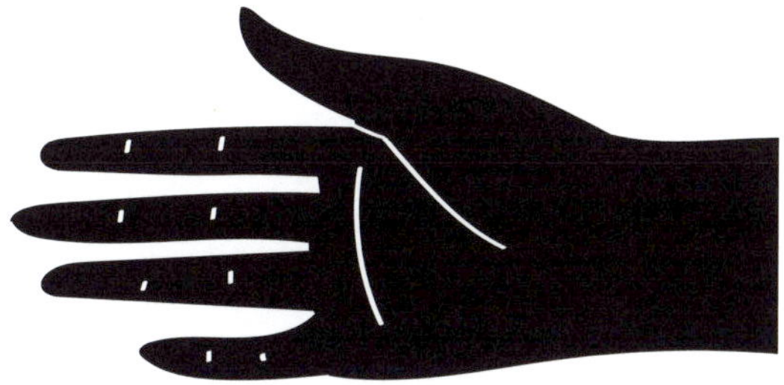

DAS GEHIRN UND DIE HAND

Sind die Gehirne von rechts- und linkshändigen Menschen gleich? Bei mehr als 90 Prozent der Menschen wird die Sprache von der rechten Gehirnhälfte gesteuert und mehr als 90 Prozent der Menschen sind rechtshändig. Daraus ergibt sich die Frage, welche Rolle die Gehirnhälften dabei spielen. Untersuchungen im funktionellen MRT zeigten, dass statistisch kein Zusammenhang zwischen der bevorzugten Hand und der Spezialisierung der Gehirnhälften besteht. Es gibt also kaum Unterschiede zwischen Rechts- und Linkshändern, abgesehen vielleicht von einigen Sportarten wie Fechten, Boxen oder Tischtennis, die Rechtshändern leichterzufallen scheinen – möglicherweise, weil die Informationen in ihrem Gehirn besser verarbeitet werden.

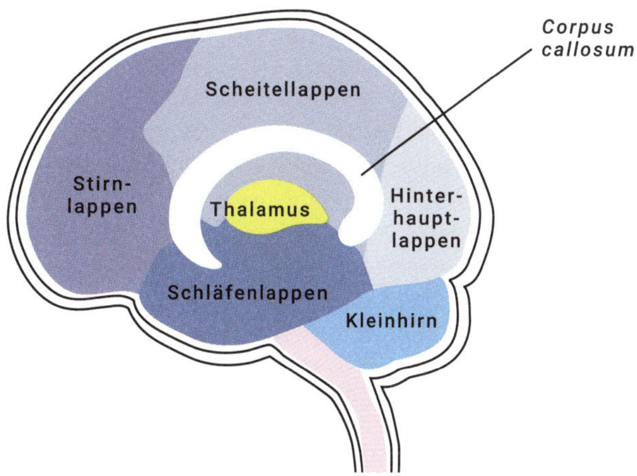

WAS SIND NEURONEN?

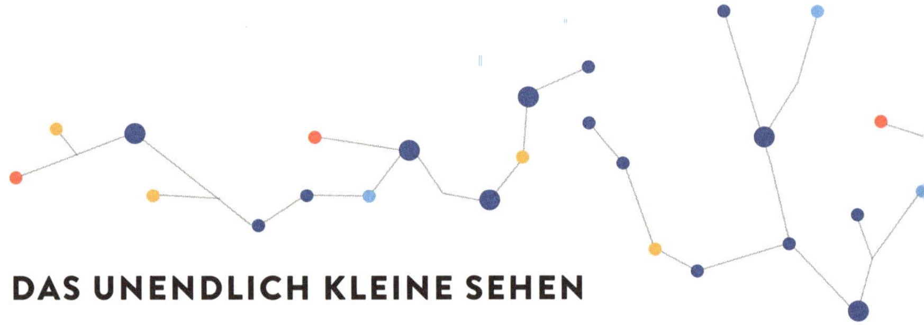

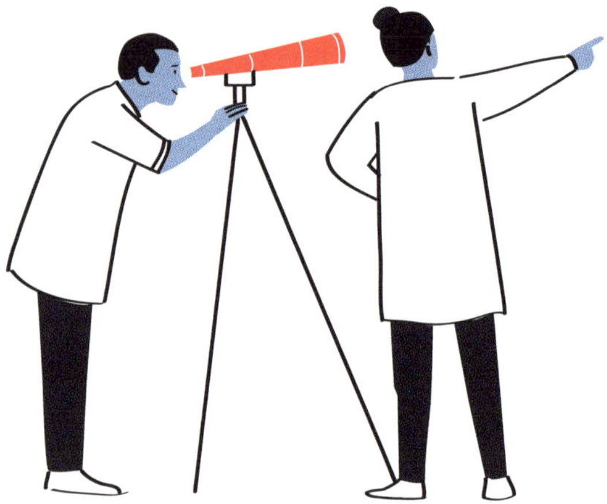

DAS UNENDLICH KLEINE SEHEN

Wie wir ein Teleskop brauchen, um in die Tiefe des Weltraums zu sehen, brauchen wir ein Mikroskop, um die winzigen Bestandteile des Gehirns zu erforschen. 1839 stellte der deutsche Anatom und Physiologe Theodor Schwann die Theorie auf, dass die Zelle der Grundbaustein aller lebenden Organismen sei. Damit war die Histologie geboren, deren Techniken sich stetig weiter verfeinerten. Am Ende des 19. Jahrhunderts entwickelte der italienische Mediziner und Histologe Camillo Golgi ein Verfahren, um die Verzweigungen der Neuronen einzufärben. Später zeigte der auf demselben Gebiet tätige Spanier Santiago Ramón y Cajal, der zu den Vätern der Neurowissenschaft gehört, dass die Nervenzellen frei und separat sind, aber untereinander in Verbindung stehen. Diese Verbindungen nennt man Synapsen.

VERBUNDENE EINHEITEN

Den Begriff Neuron prägte der deutsche Anatom Heinrich Wilhelm Waldeyer. Er fand heraus, dass die Gehirnzellen aller Tiere vergleichbar sind. Sie unterscheiden sich von anderen Zellen durch zahlreiche Verzweigungen und dadurch, dass sie miteinander in Verbindung stehen und kommunizieren. Zu diesem Zweck leiten sie elektrische Impulse mit einer Geschwindigkeit von bis zu 350 Kilometern pro Stunde weiter und sie verfügen über eine isolierende Schicht aus *Myelin*. So bilden sie ein ungemein effizientes Netzwerk. Wollte man dieselbe Aktivität mit einem Computer erreichen, bräuchte man ein enormes Kühlaggregat, das fast eine Milliarde Watt aufnehmen könnte. Und dennoch behalten wir meist einen kühlen Kopf.

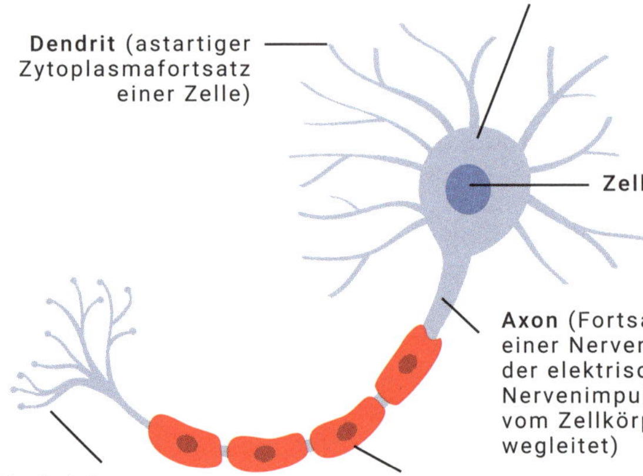

AUFBAU EINES NEURONS

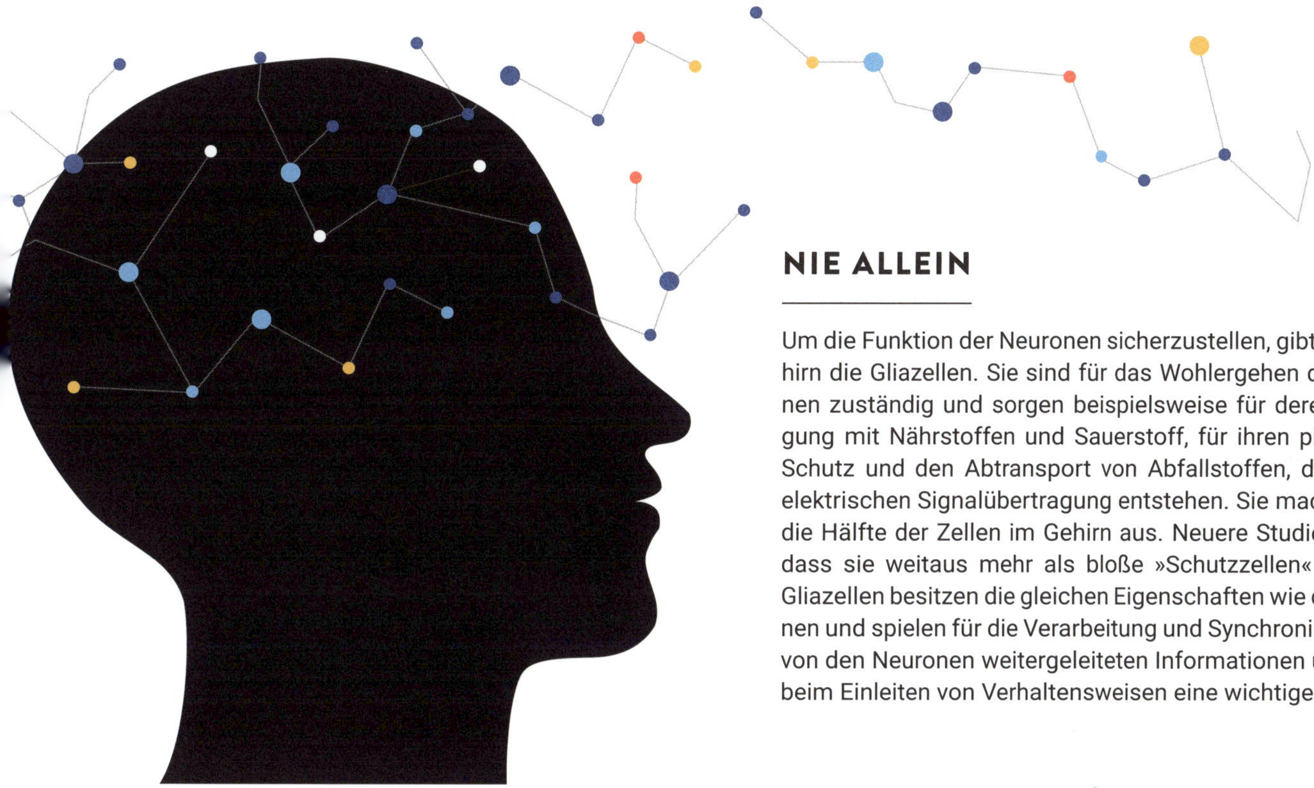

NIE ALLEIN

Um die Funktion der Neuronen sicherzustellen, gibt es im Gehirn die Gliazellen. Sie sind für das Wohlergehen der Neuronen zuständig und sorgen beispielsweise für deren Versorgung mit Nährstoffen und Sauerstoff, für ihren physischen Schutz und den Abtransport von Abfallstoffen, die bei der elektrischen Signalübertragung entstehen. Sie machen etwa die Hälfte der Zellen im Gehirn aus. Neuere Studien zeigen, dass sie weitaus mehr als bloße »Schutzzellen« sind. Die Gliazellen besitzen die gleichen Eigenschaften wie die Neuronen und spielen für die Verarbeitung und Synchronisation der von den Neuronen weitergeleiteten Informationen und somit beim Einleiten von Verhaltensweisen eine wichtige Rolle.

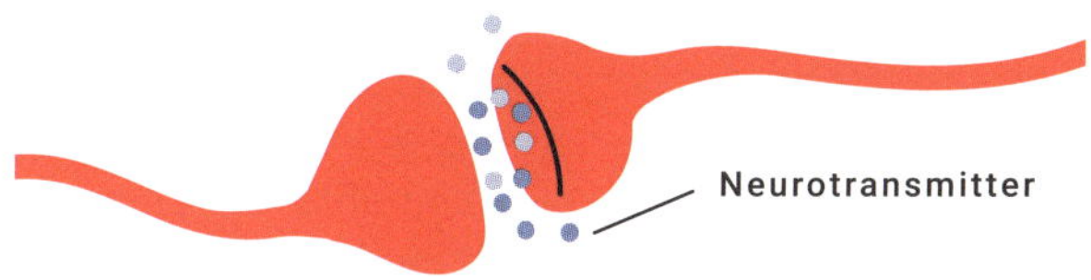

AUFBAU EINER CHEMISCHEN SYNAPSE

WEITERGABE VON SIGNALEN

Die Neuronen sind von Synapsen umgeben. Diese ermöglichen wie kleine Brücken die Kommunikation zwischen den Zellen. Man unterscheidet zwei Arten von Synapsen: die elektrische Synapse, die das Signal direkt über eine Kommunikationsverbindung zwischen den Zellen weitergibt, und die chemische Synapse, die eine elektrische Information in eine chemische umwandelt und diese dann an die benachbarte Zelle weiterleitet. Chemische Synapsen übermitteln Informationen, indem sie Botenstoffe (Neurotransmitter) ausschütten. Sie arbeiten langsamer als die elektrischen Synapsen, aber viel flexibler, was gerade bei Lernprozessen eine wertvolle Eigenschaft ist.

EINE GALAXIE IM GEHIRN

Im Jahr 2005 entwickelte die Brasilianerin Suzana Herculano-Houzel eine Methode zum Zählen von Neuronen. Seitdem weiß man, dass unser Gehirn ungefähr 86 Milliarden Neuronen enthält. Zum Vergleich: Unsere Galaxie, die Milchstraße, enthält 78 Milliarden Sonnen. Der Mensch nimmt damit aber nicht die Spitzenposition ein. Das Gehirn eines Elefanten enthält dreimal so viele Neuronen.

GRAUE ODER WEISSE SUBSTANZ?

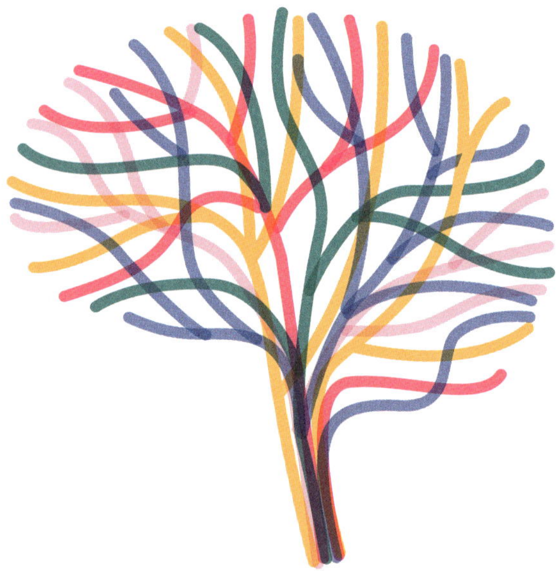

INFORMATION IN FARBE

Die weiße Gehirnmasse blieb lange unberücksichtigt, ist aber durch die Entwicklung neuer Technologien wieder ins Zentrum des Interesses gerückt. Um ihr Geheimnis zu entschlüsseln, verwendet man eine Methode, die *Traktografie* genannt wird. Dahinter verbirgt sich ein bildgebendes Verfahren, das es ermöglicht, die Bewegung der Moleküle nachzuvollziehen, als bestünden sie aus Wasser. So erhält man eine farbige zwei- oder dreidimensionale Darstellung der weißen Substanz. Sie sieht aus wie ein mehrfarbiger Baum und zeigt die Richtung, in der die Information im Gehirn weitergegeben wird. Man könnte sie also als Schaltplan des Gehirns bezeichnen, der die Verbindungen präzise darstellt.

ZWEI FARBEN, ZWEI FUNKTIONEN

Die Neuronen, genau genommen ihre Zellkörper, bilden die »graue Masse« (die tatsächlich eher rosa ist). Sie umgibt die gesamte Oberfläche der beiden Gehirnhälften und stellt die Hirnrinde oder den *cerebralen Kortex* dar. Man könnte sie mit einer großen Matte vergleichen, die auf beiden Hirnhälften nahezu gleich gefaltet ist, um auf die Komplexität unserer Umwelt und unserer sozialen Beziehungen reagieren zu können. Die Axone der Nervenzellen sind zum Zentrum des Gehirns gerichtet und durch eine Isolierschicht (das Myelin) geschützt. Sie ähneln also Stromkabeln, sind aber lebendig und anpassungsfähig. Diese fetthaltige »weiße Masse« sorgt dafür, dass elektrische Impulse durch die Leitungen, die die Neuronen miteinander verbinden, schneller übertragen werden. Die beiden unterschiedlichen Substanzen sind auf einem MRT gut zu sehen. Das Zentrum des Gehirns ist noch komplexer und besteht zum Teil aus weißer und zum Teil aus grauer Substanz.

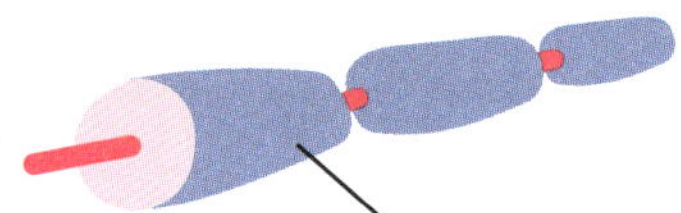

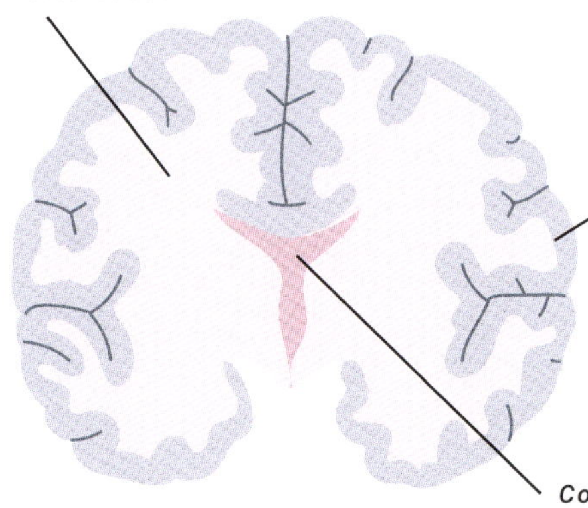

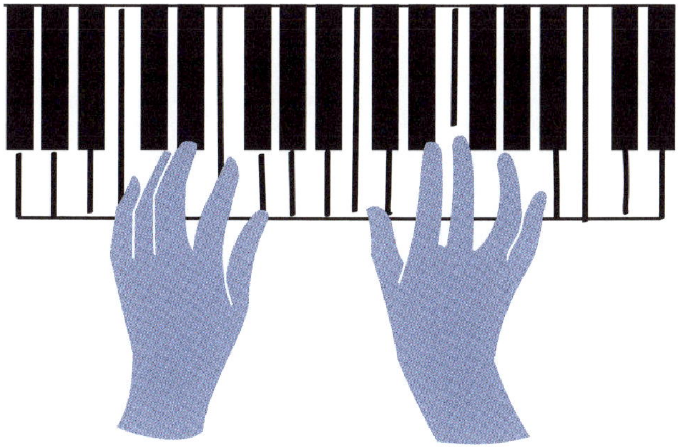

IST INTELLIGENZ GRAU ODER WEISS?

Wenn davon die Rede ist, dass »die grauen Zellen arbeiten«, sind meist Nachdenken und Einsatz der Intelligenz gemeint. Dabei werden die Axone aber nur als einfache Leitungen und das Myelin als simple Isolierschicht betrachtet. Auch das Lernen ordnete man lange Zeit nur den Neuronen, also der grauen Masse, zu. Aber wie so oft in der Biologie ist die Wirklichkeit komplexer. So wurde beispielsweise nachgewiesen, dass bei Menschen, die Klavier spielen, einige Zonen der weißen Masse stärker ausgebildet sind als bei Personen, die nicht musizieren. Außerdem entwickelt sich die weiße Masse, wenn man neue Fähigkeiten erwirbt. Auch die Bildung von Myelin steht mit dem Lernen in Zusammenhang. Es ist gut, die grauen Zellen arbeiten zu lassen, aber auch die weißen müssen angeregt werden.

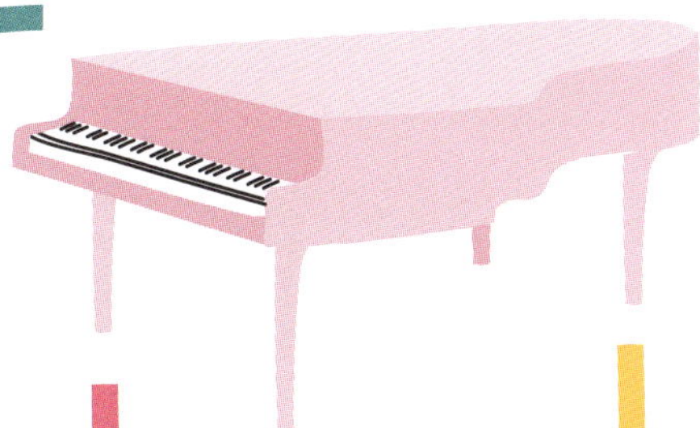

DAS GEDÄCHTNIS

MEHRERE GEDÄCHTNISSE

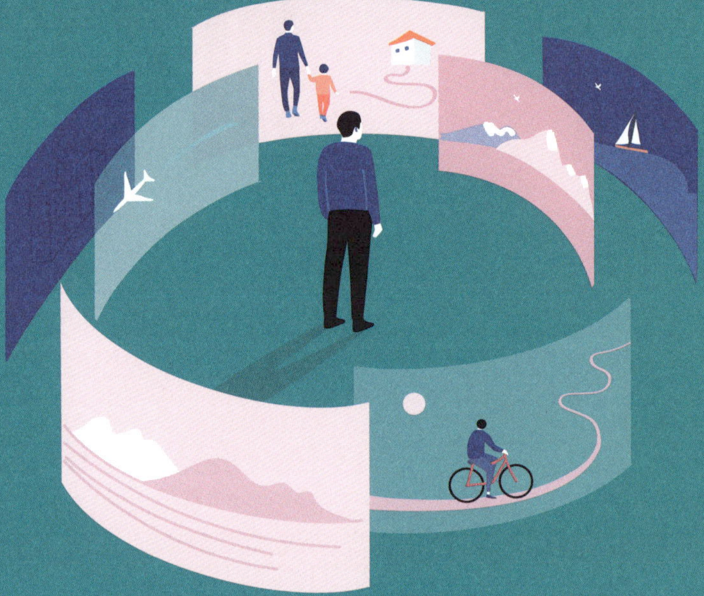

Es gibt mehrere Gedächtnistypen:

1. Das Kurzzeitgedächtnis ist das Arbeitsgedächtnis. Es kann eine begrenzte Anzahl von Elementen aufnehmen, die einige Sekunden lang in verbaler Form gespeichert werden. Eine Telefonnummer oder einen Zifferncode kann man sich beispielsweise merken, indem man ihn mehrmals im Kopf wiederholt.

2. Das Langzeitgedächtnis hat in Bezug auf Speicherkapazität und -dauer keine Grenzen. Es kann explizit oder implizit sein.

- »Explizit« bedeutet in diesem Fall, dass es sich um bewusste Erinnerungen handelt: Du weißt, was du weißt.
    - Dieses explizite Gedächtnis kann episodisch sein. Gemeint sind damit Erinnerungen aus dem persönlichen Leben: der erste Schultag, der erste Kuss, die Geburtstagsfeier einer Freundin, die Diplomfeier des Bruders oder ähnliche Ereignisse.
    - Es kann auch semantisch sein. Damit sind allgemeine Kenntnisse gemeint, etwa »Ottawa ist die Hauptstadt von Kanada« oder »4 ist die Wurzel aus 16« oder »Gras ist grün«.

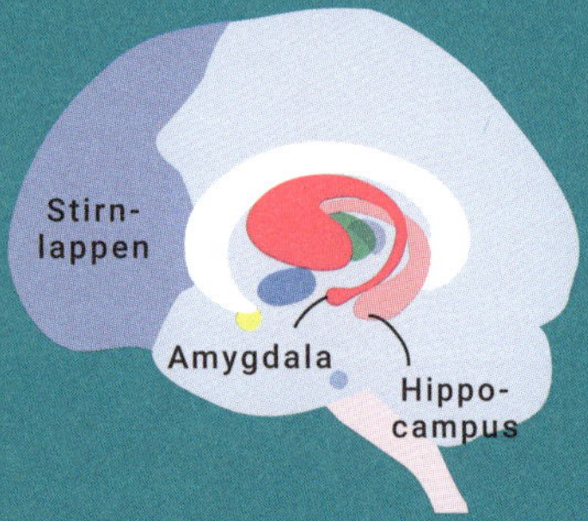

- Das autobiografische Gedächtnis ist die persönliche Geschichte eines Menschen, die episodische Erinnerungen und semantische (wie Geburtsort und -datum) umfassen kann.

- »Implizit« sind Erinnerungen, die nicht bewusst und nicht erklärend sind. Man könnte sie als Automatismen betrachten.
    - Das implizite Gedächtnis kann auch ganze Abläufe speichern, beispielsweise Erlernen und Anwendung motorischer Fähigkeiten (Rad fahren, Ski laufen).
    - Es kann auch durch eine Art der Konditionierung entstehen. Wenn man einem Kleinkind regelmäßig ein Getränk anbietet und dabei »Milch« sagt, wird nach einer Weile der Speichelfluss einsetzen, wenn das Kind nur das Wort »Milch« hört, das Getränk aber nicht sieht.

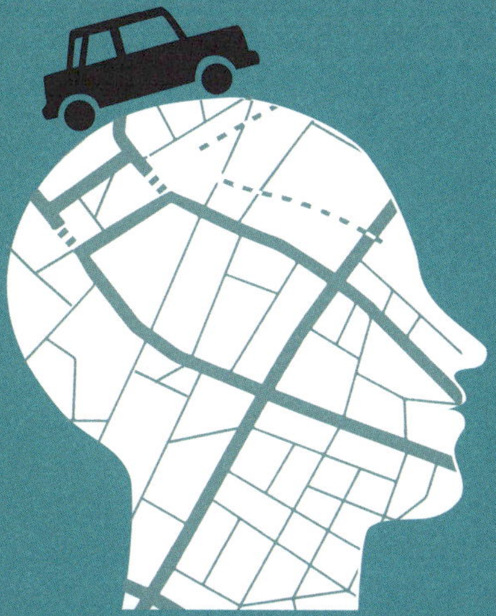

DIE FRÜHESTE ERINNERUNG

Erinnerst du dich an deine Geburt? An deine ersten Schritte? An das erste Mal, als du »Mama« oder »Papa« gesagt hast? Nein? Keine Sorge, dein Gehirn ist völlig in Ordnung. Ereignisse vor dem dritten Lebensjahr liegen im Dunkeln – man spricht von frühkindlicher Amnesie. Der *Hippocampus* ist erst im Alter von drei bis vier Jahren voll ausgebildet und erst dann können dauerhafte Erinnerungen abgespeichert werden. Auch der Stirnlappen spielt eine Rolle. In Zusammenarbeit mit der *Amygdala*, wo starke Emotionen gespeichert werden, kann er schmerzhafte oder traumatische Erinnerungen mit einer »Zensur« belegen. Das bedeutet, dass man sich eher an seine Kindheit erinnert, wenn sie von starken, aber positiven Emotionen geprägt war.

HENRY GUSTAV MOLAISON

1953 wurde am Patienten H. M. (voller Name Henry Gustav Molaison) aufgrund seiner Epilepsie ein chirurgischer Eingriff vorgenommen: Die Ärzte entfernten seinen Hippocampus. H. M. schien zunächst geheilt, doch dann stellte man fest, dass er keine neuen Informationen speichern konnte. Er war jedoch in der Lage, Fahrrad zu fahren, seine Schnürsenkel zu binden und auf unbewusste, nichtdeklarative Weise neue motorische Fähigkeiten zu erlernen. Durch diesen Fall ist heute bekannt, welche wichtige Rolle der Hippocampus für das explizite oder deklarative Gedächtnis spielt.

Aber seine Rolle beschränkt sich nicht nur darauf: Versuche an Affen haben gezeigt, dass der Hippocampus bei Erinnerungsprozessen eine Rolle spielt, was erklärt, warum H. M. sich an Dinge erinnern konnte, die vor der Operation geschehen waren. Andere Untersuchungen haben gezeigt, dass der Hippocampus von Londoner Taxifahrern umso größer war, je mehr Berufserfahrung sie hatten und je besser sie den Londoner Stadtplan »im Kopf« hatten. Der Hippocampus ist auch am räumlichen Erinnerungsvermögen beteiligt. Man könnte ihn als GPS des Gehirns bezeichnen.

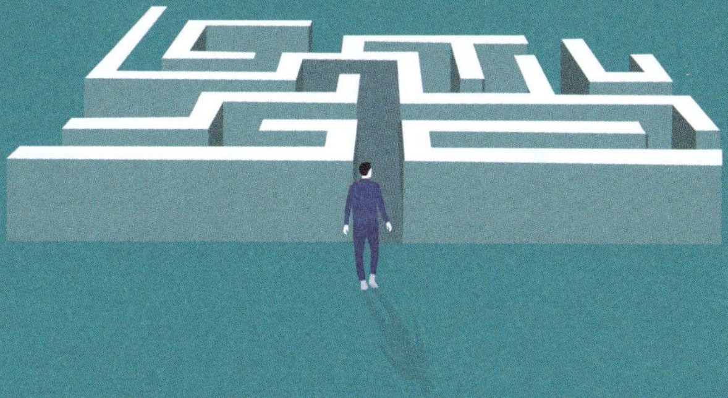

SCHLAFEN FÜR DIE ERINNERUNG

Tiefer Schlaf ist wichtig, damit der Hippocampus optimal arbeiten kann. In einem Versuch haben Freiwillige vier Stunden lang ein Videospiel gespielt, in dem sie Labyrinthe durchlaufen mussten. Dazu mussten sie deren Aufbau vor ihrem geistigen Auge rekonstruieren. Danach durften sie bequem schlafen, wurden dabei aber mit Geräten überwacht. Im Schlaf war eine starke Tätigkeit des Hippocampus zu beobachten, der schon beim Spielen sehr aktiv gewesen war. Die Probanden mit der stärksten Aktivität fanden am folgenden Tag schneller den Weg durch das Labyrinth.

VON DER GEBURT BIS ZUM TOD

WIE VERÄNDERT SICH DAS GEHIRN?

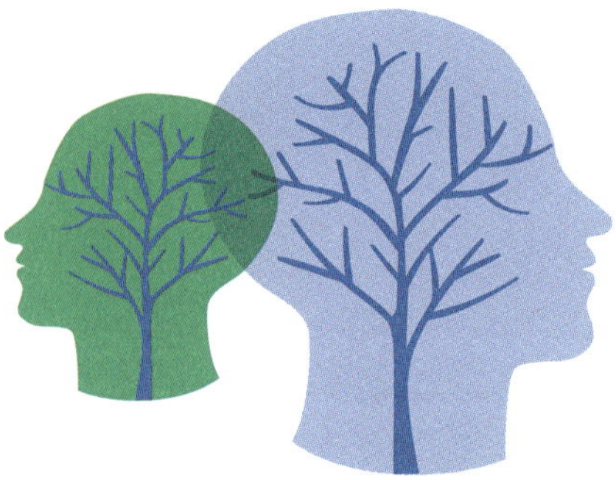

STÄNDIGE ENTWICKLUNG

Auch nach den großen Entwicklungsschritten in Kindheit und Jugend hört das Gehirn niemals auf, sich zu entwickeln. Jede geistige, sensorische oder motorische Tätigkeit regt verschiedene Gehirnareale an und löst zahlreiche Neuronenverbindungen aus. Darum ist es schwierig, allgemeingültige Aussagen über die Entwicklung der kognitiven und sensomotorischen Leistung in Beziehung zum Alter zu treffen, zumal die Leistungsspitzen dieser Bereiche nicht gleichzeitig eintreten. Es scheint, dass die Informationsverarbeitung mit etwa 18 Jahren am besten ist, während das Kurzzeitgedächtnis seine Spitze mit etwa 25 erreicht und die Einordnung von Emotionen und das Stressmanagement zwischen 45 und 50 Jahren ihren Gipfel haben. Danach erfolgt keineswegs sofort ein Rückgang. Studien an Menschen zwischen 85 und 100 Jahren haben gezeigt, dass die kognitive Plastizität des Gehirns durchaus intakt und nur geringfügig reduziert ist. Zum Rückgang der kognitiven Leistung kann es kommen, wenn die Ressourcen des Gehirns nicht genutzt werden. Darum sollte man niemals aufhören zu lernen.

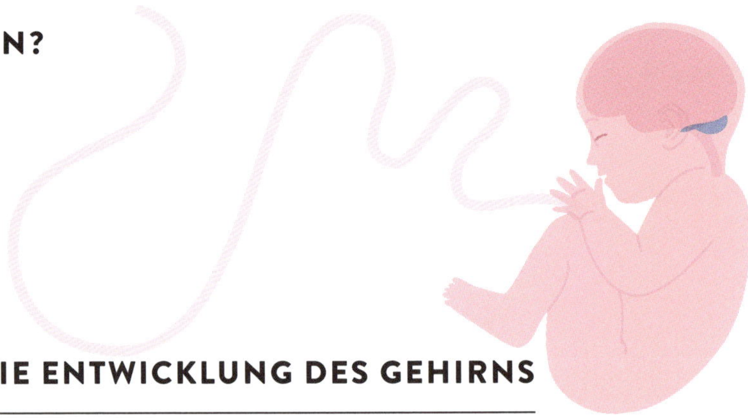

DIE ENTWICKLUNG DES GEHIRNS

Etwa 17 bis 30 Tage nach der Befruchtung bildet sich ein Neuralrohr, die embryonale Vorstufe des Gehirns und des Rückenmarks. In den ersten Schwangerschaftswochen entstehen zahlreiche Neuronen, die zunächst wandern. Am Ende des ersten Schwangerschaftsdrittels bilden sich Neuronen in der Mitte des Gehirns. Sie wandern dann zur Peripherie, wo sie sich vervielfältigen und differenzieren.
Haben sie ihren Platz erreicht, bilden sich Verbindungen zwischen ihnen, also Axone und Dendriten. Dies geschieht vor allem durch die Ausschüttung von Neurotransmittern. Danach entwickelt sich etwa ab dem sechsten Schwangerschaftsmonat der Kortex zeitgleich mit der Entstehung der zahlreichen Faltungen in der Hirnoberfläche. Das Netzwerk der Neuronenverbindungen entwickelt sich vor allem in der Kindheit und Jugend in besonders hohem Maß weiter, was für das Lernen in diesem Alter von großer Bedeutung ist.

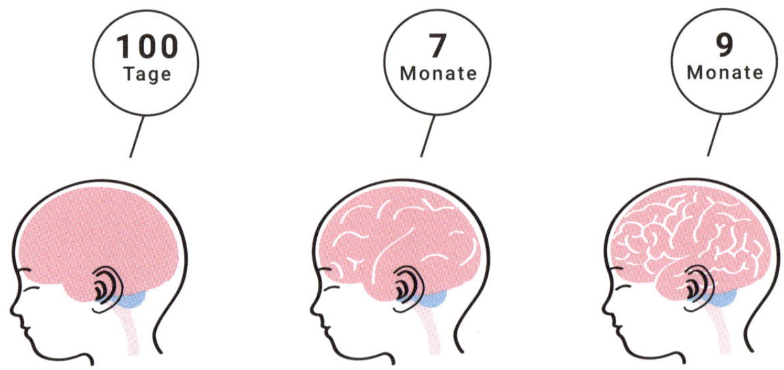

DAS ERWACHEN DER SINNE

Es ist möglich, die Entwicklung der kognitiven Aktivitäten eines Fötus im Mutterleib zu erforschen. Dafür setzt man das Verfahren der Magnetoenzephalografie ein: Lichtblitze oder Geräusche werden auf den Bauch der Mutter gerichtet und verursachen Veränderungen des Magnetfelds, die sich messen oder mit dem MRT darstellen lassen, um die Entwicklung von Funktion oder Struktur des Gehirns zu verfolgen.
So konnte man ermitteln, wie sich die Sinne entwickeln: Ab der achten Woche bilden sich Tastrezeptoren auf der Haut, gleichzeitig entwickeln sich Geruchsrezeptoren. Im dritten Monat kommt der Geschmackssinn hinzu, im sechsten Monat das Gehör und im siebten der Gesichtssinn.
Darum kann der Fötus vom zweiten Schwangerschaftsdrittel an auf die Stimme der Mutter und auf ihre Bewegungen reagieren. Seine Sinne erwachen bereits und sie entwickeln sich nach der Geburt weiter.

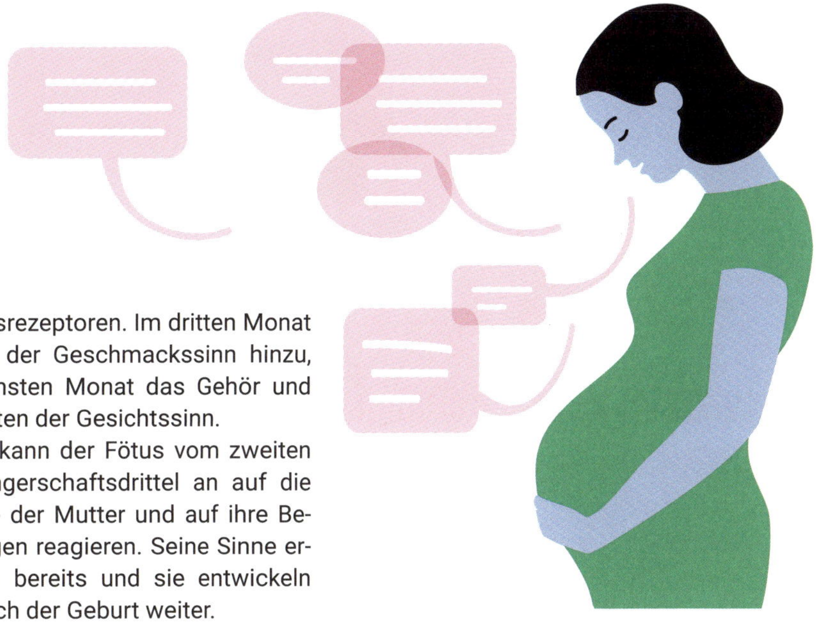

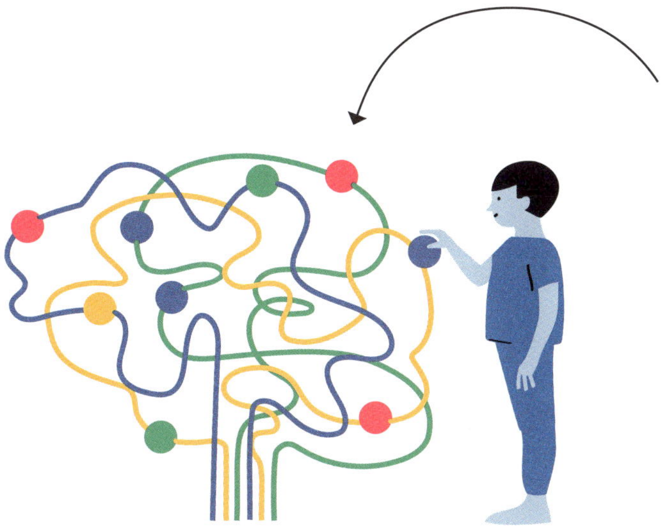

VERBINDUNG DURCH REIZE

Das Gehirn jedes Menschen ist bei der Geburt »vorverdrahtet«. Es besitzt das genetische Erbe von Jahrmillionen der Evolution und der Anpassung an das Leben auf unserem Planeten. Unser genetisches Programm legt fest, dass wir mit Augen und Ohren, Gliedmaßen und Neuronenverbindungen geboren werden. Zahlreiche Veränderungen, die nach der Geburt eintreten, werden durch Erfahrungen beeinflusst.
Manche Neuronenverbindungen verschwinden, andere bilden sich erst neu. So entstehen verschiedene Netzwerke und verändern sich weiter und dieser Prozess kann sich, wenn er angeregt wird, ein Leben lang fortsetzen. Der großartige kanadische Psychologe Donald Hebb stellte die Theorie auf, dass Bereiche, die gleichzeitig aktiviert werden, auch gleichzeitig verbunden werden.

UNTERSCHEIDET SICH DAS MENSCHLICHE GEHIRN VON DEM VON TIEREN?

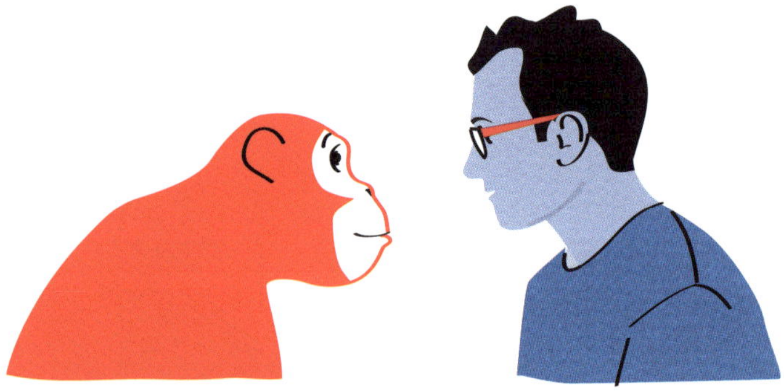

ASYMMETRISCHE WELT

Lange hat man angenommen, dass die Asymmetrie der Gehirnhälften typisch für den Menschen sei, entstanden durch die Notwendigkeit zur Spezialisierung durch die Vielzahl der kognitiven Funktionen.
Das stimmt jedoch nicht. Fast alle Tiere verfügen über ein asymmetrisches Gehirn, ob es sich dabei um Wirbeltiere wie Säugetiere, Vögel oder Fische handelt, um Tintenfische, Bienen oder Würmer. Eine Studie an Großaffen hat sogar gezeigt, dass es diese Asymmetrie schon vor Entstehung der Menschen gab. Sie ist demnach im Tierreich ein Grundprinzip der Organisation des Nervensystems.

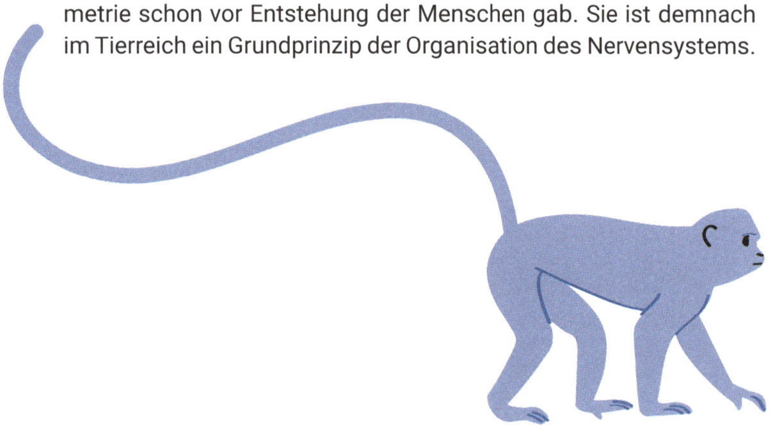

ÜBERALL GEHIRN

Tintenfische haben keine Lunge und keine Wirbelsäule, verfügen aber über ausgezeichnete kognitive Fähigkeiten: Sie können Rätsel lösen, sich in Labyrinthen zurechtfinden, andere Lebewesen nachahmen und ihre Farbe verändern. In ihrem Kopf befindet sich ein großes Gehirn und ihr Nervensystem umfasst so viele Neuronen wie das eines Hundes.
Der entscheidende Unterschied zu anderen Lebewesen besteht aber darin, dass das zentrale Nervensystem von Tintenfischen nur zehn Prozent der Neuronen enthält. 30 Prozent befinden sich im Bereich der Augen und die restlichen 60 Prozent in den acht Fangarmen. Man könnte sagen, dass jeder Fangarm über ein eigenes »Gehirn« verfügt und damit unabhängig »denken« kann.

EIN GEDÄCHTNIS WIE EIN GOLDFISCH

Die Redensart »ein Gedächtnis wie ein Goldfisch« bezieht sich auf die verbreitete Ansicht, dass das Gedächtnis dieser Tiere nur wenige Sekunden umfasst. Das ist allerdings ein Irrtum.
Mehrere Forscherteams haben nachgewiesen, dass Goldfische und Fische im Allgemeinen ein Gedächtnis von mehreren Monaten haben können. Sie sind in der Lage, sich an Orte zu erinnern, die mit Fressen oder Schmerz in Verbindung gebracht werden, oder sich den Weg durch ein Labyrinth zu merken. Wenn du also einen Fisch in ein kleines Glas einsperrst, solltest du damit rechnen, dass er es dir nachträgt.

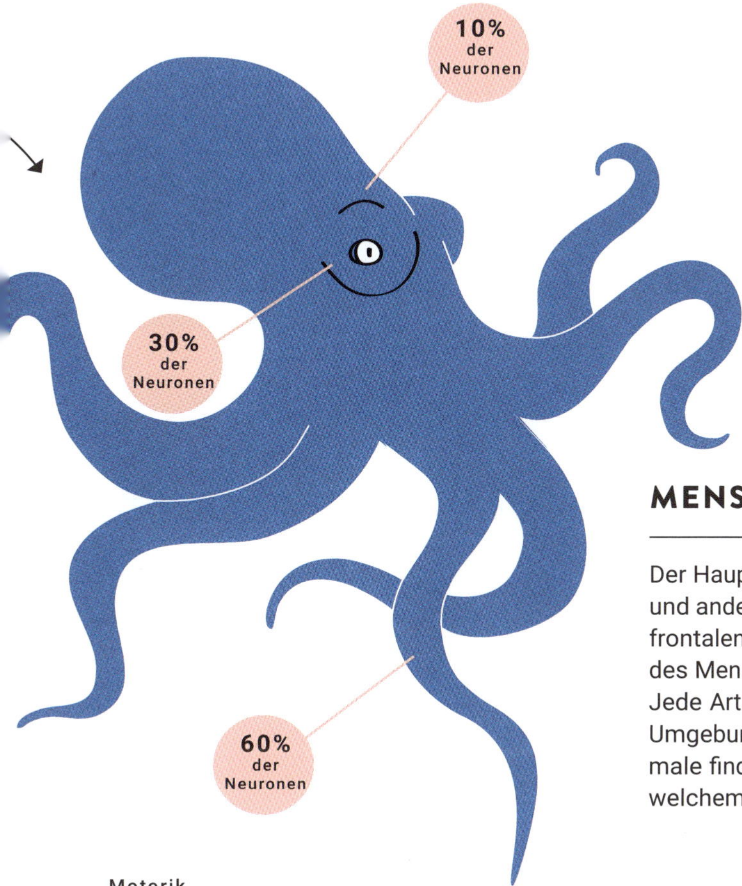

LERNFÄHIGE SCHNECKE!

Aplysia californica ist ein etwa 20 Zentimeter großes Weichtier, das an den Küsten Kaliforniens lebt. Diese Meeresschnecke besitzt ein Nervensystem, das etwa 20 000 Neuronen enthält.
Dr. Eric Kandel hat dieses einfache Gehirn erforscht und dabei die Rolle der Synapsen bei Gedächtnis- und Lernprozessen bewiesen. Im Jahr 2000 wurde er mit dem Medizinnobelpreis im Bereich Physiologie ausgezeichnet.

MENSCH UND KORTEX

Der Hauptunterschied zwischen dem Gehirn des Menschen, der Primaten und anderer Tierarten liegt in der Entwicklung des Kortex, speziell des präfrontalen Kortex. Das bedeutet aber nicht, dass die Gehirne der Tiere dem des Menschen unterlegen sind.
Jede Art hat sich unabhängig entwickelt, beeinflusst durch ihre jeweilige Umgebung. Das hat zur Folge, dass man zahlreiche gemeinsame Merkmale findet, die mehr oder weniger stark ausgeprägt sind, je nachdem, in welchem Maß sich die Lebewesen an ihre Umgebung angepasst haben.

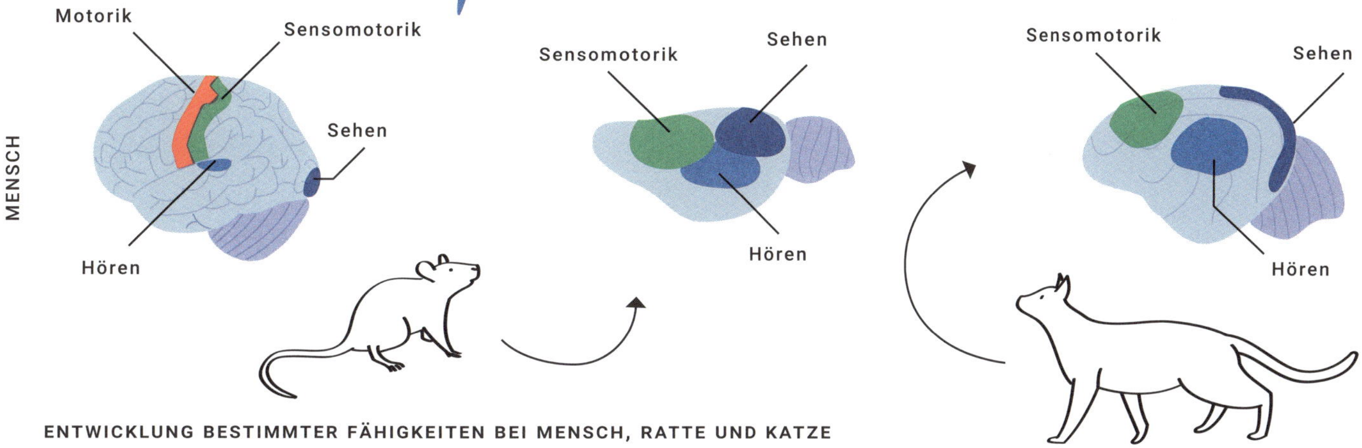

ENTWICKLUNG BESTIMMTER FÄHIGKEITEN BEI MENSCH, RATTE UND KATZE

DAS GEHIRN
UND DIE SINNE

WIE FUNKTIONIEREN DIE FÜNF SINNE?

DER SENSORISCHE HOMUNKULUS NACH PENFIELD

GEZIELTE REIZE

Bei der Behandlung von Patienten mit Gehirnerkrankungen wie Epilepsie oder Tumoren hat der kanadische Gehirnchirurg Wilder Penfield Gehirnareale in der Umgebung des erkrankten Bereichs stimuliert, um herauszufinden, welche keinesfalls entfernt werden dürfen. Mithilfe einer Elektrode hat er verschiedene Bereiche des Gehirns einem schwachen elektrischen Strom ausgesetzt. Wenn der Patient auf den Reiz durch eine Handbewegung reagierte, bedeutete das, dass der Gehirnbereich für diese Bewegung verantwortlich war. Hörte der Patient Töne, stand der Gehirnbereich mit dem Hörsinn in Zusammenhang. Geschah nichts, war der Gehirnbereich von untergeordneter Bedeutung. Auf diese Weise konnte Penfield eine »Landkarte« der Funktionsbereiche des Gehirns erstellen.

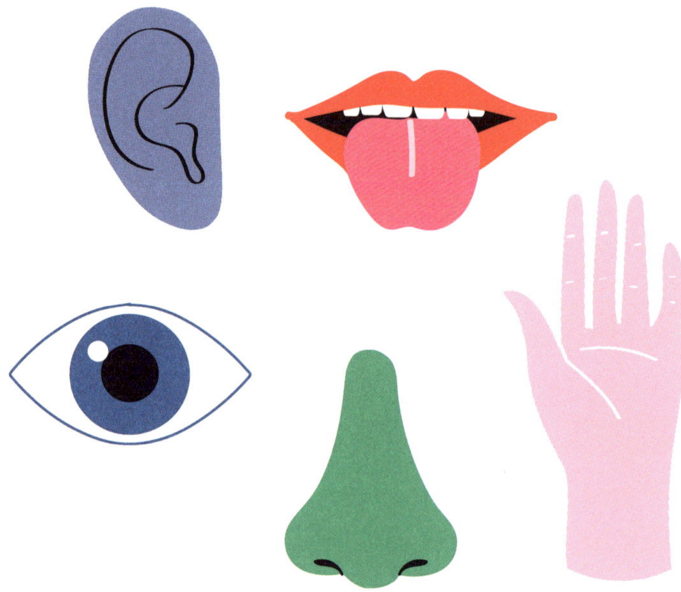

WILDER PENFIELD

Der kanadische Neurochirurg Wilder Penfield hat Probleme erforscht, die durch Epilepsie und andere Gehirnerkrankungen verursacht wurden. Sein Ziel war, die Symptome durch chirurgische Eingriffe zu beseitigen. Durch seine Arbeit wurde es möglich, die verschiedenen Gehirnaktivitäten zu lokalisieren. So weiß man, dass das Gedächtnis im Stirnlappen angesiedelt ist und dass Teile des Kortex für Wahrnehmungen und Motorik zuständig sind. Die von ihm entwickelten Techniken sind bis heute beispielhaft.

DAS HERZSTÜCK DES GEHIRNS

Penfield konnte durch seine Studien die beiden großen sensomotorischen Bereiche lokalisieren: den motorischen cerebralen Kortex im Stirnlappen und den sensorischen cerebralen Kortex im Scheitellappen. Sie liegen einander in der Mitte unseres Gehirns gegenüber. Der cerebrale Kortex der rechten Gehirnhälfte steht mit den linken Gliedmaßen in Zusammenhang und umgekehrt. Dabei weisen der motorische und der sensorische Kortex eine erstaunliche Ähnlichkeit auf: Die Bewegung der Beine und Füße ist im Inneren des Gehirns angesiedelt, die von Armen, Händen und Gesicht im seitlichen Bereich des Gehirns. Dasselbe gilt für die Sensorik: Beine und Füße im Inneren, Hände, Arme und Gesicht seitlich.

PENFIELDS HOMUNKULUS

Auf den ersten Blick wirkt Penfields schematische Darstellung wie abstrakte Kunst. Das trifft aber nicht zu und man kann sie im Grunde intuitiv verstehen. Penfield hat beobachtet, dass das zuständige Gehirnareal umso größer ist, je komplexer eine Bewegung oder je sensibler ein Körperteil ist. Deswegen hat er in seiner schematischen Darstellung die Größenverhältnisse der Körperteile denen des entsprechenden Gehirnareals angepasst. Aus diesem Grund hat sein Homunkulus (von dem lateinischen Wort *homunculus* für »kleiner Mensch«) zwar eine menschliche Gestalt, aber Mund und Hände (Motorik) sowie Lippen, Zunge, Hände und Geschlechtsorgane (Sensorik) sind deutlich vergrößert.

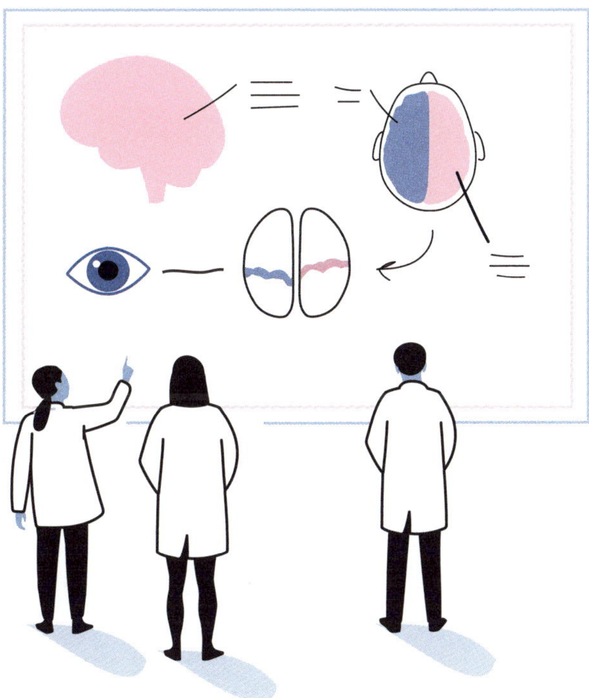

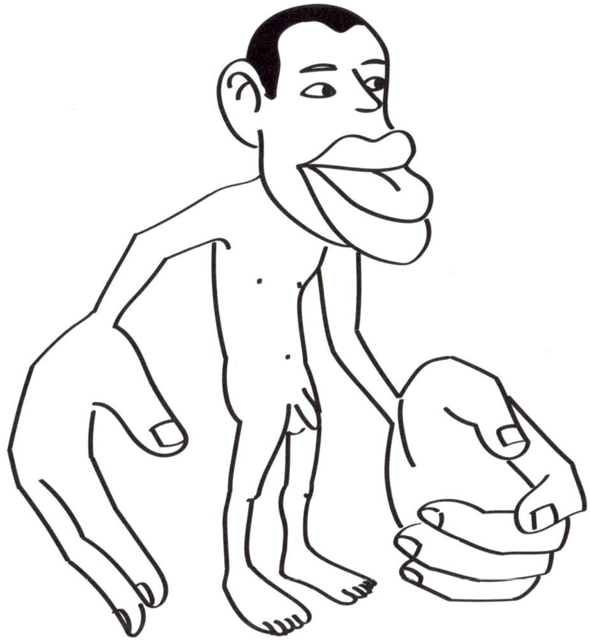

HOMUNKULUS NACH PENFIELD

STÄNDIGE ENTWICKLUNG

Der Homunkulus besitzt jedoch keine absolute Gültigkeit. Wie alle Wissenschaftsgebiete ist auch die Gehirnforschung ständig in Bewegung und immer wieder gibt es neue Erkenntnisse. Mithilfe der Techniken des funktionellen MRT konnte der ursprüngliche Homunkulus verfeinert werden, so wurden beispielsweise die Zonen zur Aktivierung der Halsmuskulatur ersetzt. Heute wagen sich Neurochirurgen weiter in die Tiefen unseres Gehirns vor und entdecken Areale, die für die Feinsteuerung unserer Bewegungen und Emotionen zuständig sind.

RIECHEN

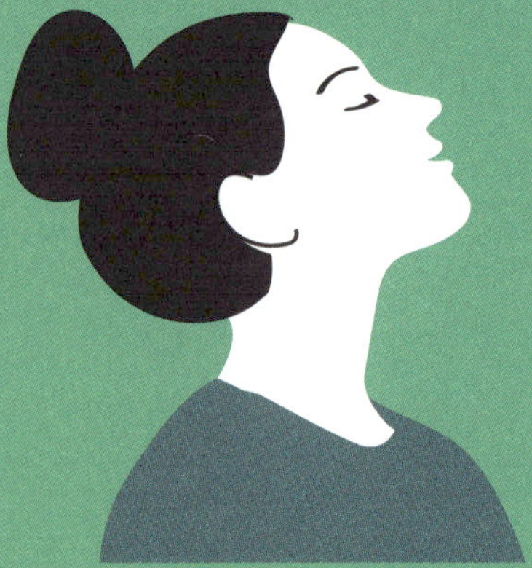

DER WEG DES DUFTES

Alles beginnt in der Tiefe der Nase, im Riechepithel in der Nasenhöhle. Hier befinden sich Neuronen mit spezifischen Rezeptoren, die durch Geruchsmoleküle aktiviert werden. Das Riechepithel ist das einzige Nervengewebe des Körpers, das in Kontakt mit der Außenwelt steht. Aufgrund von Stammzellen besitzt es die außergewöhnliche Fähigkeit, sich alle vier bis acht Wochen vollständig zu erneuern.
Von den Geruchsneuronen führen Axone in den Schädel hinein zum Riechkolben. Dieser sammelt die Informationen, ermittelt die chemische Zusammensetzung der Geruchsmoleküle und kann so das Signal interpretieren. Der olfaktorische Kortex ist ein Teil des limbischen Systems (das auch mit den Emotionen in Zusammenhang steht). Wenn dieses System aktiviert wird, werden zwei Bereiche stimuliert: die Amygdala und der Hippocampus. Erstere ist für den emotionalen Aspekt des wahrgenommenen Geruchs zuständig, der zweite greift auf das Gedächtnis zu. Das »Geruchsgedächtnis« kann ein Leben lang erhalten bleiben, darum vergisst man nie den Duft von Großmutters Weihnachtsplätzchen.

VERLUST DES GERUCHSSINNS

Durch eine Schädelverletzung kann es zu einer – manchmal irreversiblen – Schädigung der empfindlichen Verbindungen kommen, die in den Schädel hineinführen. Ebenso können bestimmte Viren und Bakterien durch die Riechzellen ins Gehirn eindringen und einen Verlust des Geruchssinns verursachen.
Der Geruchsverlust im Zusammenhang mit COVID-19 wird darauf zurückgeführt, dass das Virus in die Geruchsneuronen eindringen kann und dann die Flimmerhärchen schädigt, auf denen die Geruchsrezeptoren sitzen. Die Wirkung hält lange an, weil das Virus SARS-CoV-2 auch die umgebenden Zellen angreifen und eine Entzündung der gesamten Atemwegsschleimhäute verursachen kann. Der Geruchsverlust dauert also nach der Genesung von der Infektion noch an, bis der Organismus die geschädigten Zellen durch neue ersetzt hat.

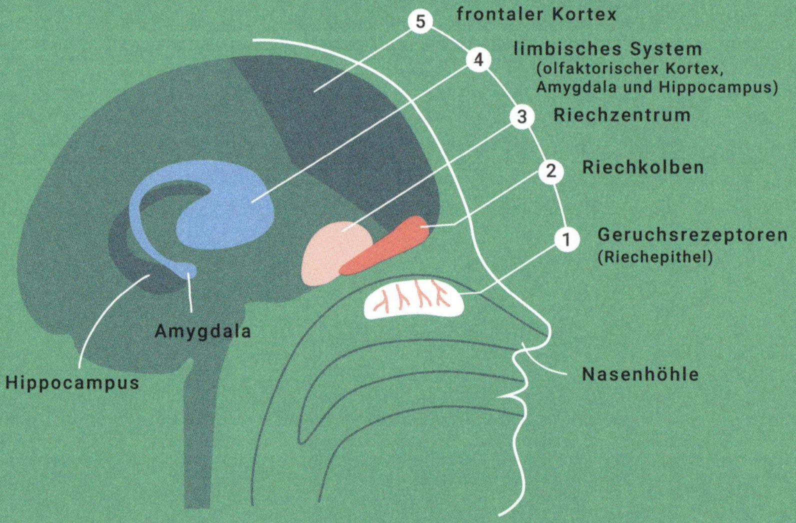

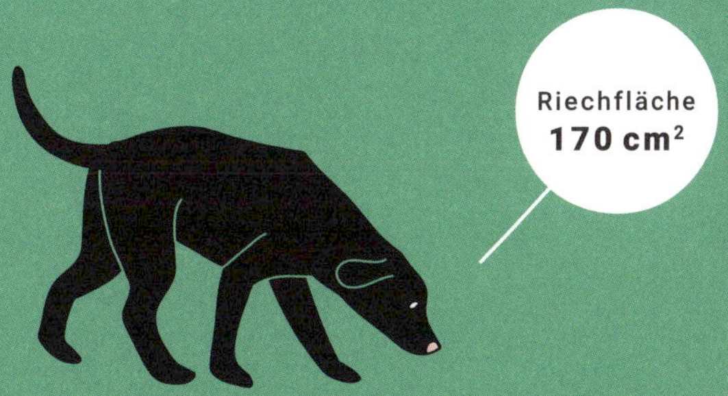

DER MENSCH HAT KEINE FEINE NASE

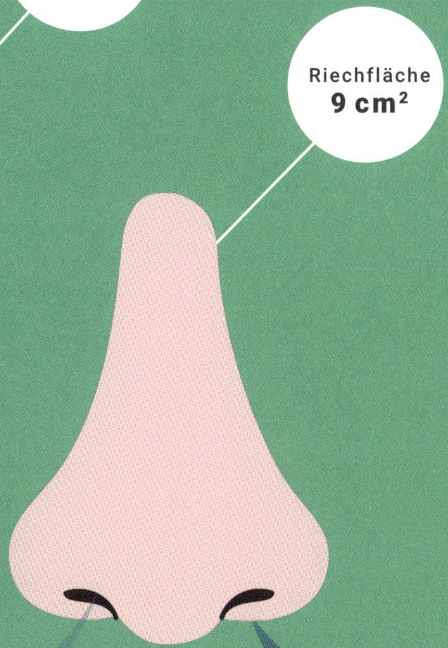

Wir können mehrere Tausend Gerüche unterscheiden (die genaue Zahl ist noch unbekannt). Im Vergleich zu Hunden und anderen Tieren ist unser Geruchssinn aber recht schwach. Ein Grund besteht darin, dass die von Riechzellen bedeckte Fläche beim Menschen nur neun Quadratzentimeter groß ist. Der Hund hingegen hat ein Riechepithel von 170 Quadratzentimetern und 100-mal so viele Geruchsrezeptoren pro Quadratzentimeter wie der Mensch.
Es ist jedoch möglich, den Geruchssinn zu trainieren. Professionelle Parfümeure können sich Hunderte von Geruchsmolekülen merken, entweder aufgrund ihrer chemischen Zusammensetzung oder aufgrund von Geruchsassoziationen, und sie lernen auch, diese Geruchswahrnehmungen mit Worten zu beschreiben. Wie Musiker üben sie täglich und entwickeln auf diese Weise ihren orbitofrontalen Kortex, der sich direkt über den Augen befindet. Man bezeichnet Parfümeure zwar umgangssprachlich als »Nasen«, tatsächlich wird durch ihre Tätigkeit aber ihr gesamtes Gehirn trainiert.

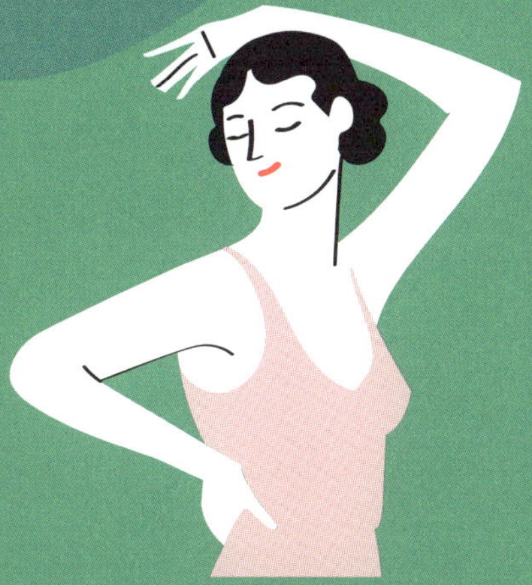

JEMANDEN NICHT RIECHEN KÖNNEN

Wenn man jemanden »nicht riechen kann«, bedeutet das nicht, dass die Person einen unangenehmen Geruch hat. Vielleicht sogar im Gegenteil. Napoleon soll von Josephine verlangt haben, dass sie acht Tage vor seiner Heimkehr nicht badete, weil er ihren persönlichen Körpergeruch so gern mochte.
Tatsächlich besitzt jeder Mensch einen individuellen Körpergeruch. Säuglinge bevorzugen schon im Alter von wenigen Wochen den Geruch ihrer Mutter und auch Mütter können ihre Babys am Geruch erkennen. Dasselbe gilt für andere Tiere. Schon bei der Geburt entwickelt ein Mutterschaf aufgrund des Geruchs eine intensive Bindung an sein Lamm.

HORMONE UND GEHIRN

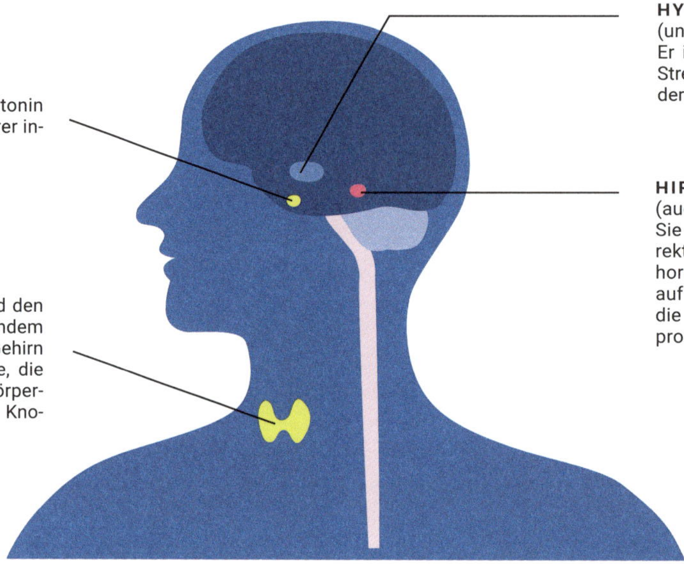

VIELFALT DER HORMONE

Hormone sind für eine Vielzahl von Prozessen wichtig, darunter die sexuelle Entwicklung, den Appetit, die Emotionen und die Kommunikation zwischen verschiedenen Teilen des Körpers. Chemisch können sie unterschiedliche Formen haben, beispielsweise Proteine (in verschiedenen Molekülgrößen), Steroide (die fettlöslich sind und Zellmembranen durchdringen können) oder Aminosäuren. Es gibt zahllose Hormone und es werden immer noch neue entdeckt. Sie sind weder gut noch schlecht, aber notwendig für alltägliche Anpassungsprozesse, denn sie steuern unseren Lebensrhythmus. Man kann sie nicht unbedingt beherrschen, aber man kann versuchen, sie zu verstehen.

HORMONPRODUKTION UND -STEUERUNG

Zahlreiche Hormone werden in Drüsen produziert, die sich in verschiedenen Bereichen des Körpers befinden. Dazu gehören die Keimdrüsen (Hoden und Eierstöcke), die Nebennierendrüsen, die Bauchspeicheldrüse und die Schilddrüse. Im Gehirn befinden sich drei Zentren, die für die Hormonproduktion und -regulierung verantwortlich sind: Epiphyse, Hypophyse und Hypothalamus. Letzterer ist wichtig für unsere innere Uhr, denn er verarbeitet Außenreize wie Licht, Gerüche, Informationen aus dem Körper oder Parameter des Bluts und reagiert darauf, indem er die Hormonausschüttung entsprechend abstimmt. Als wichtiges Steuerungsorgan reguliert er auch die Gesamtheit des Hormonhaushalts.

HORMONE IM TAGESLAUF

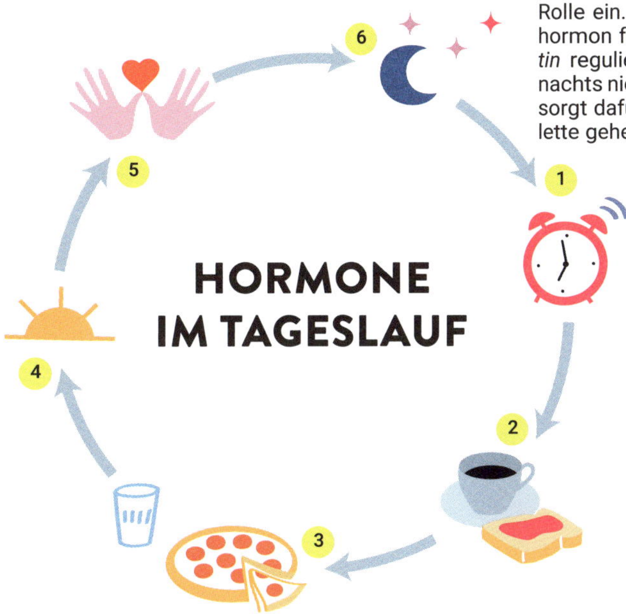

Der *Cortisolspiegel* erreicht eine Spitze zwischen sechs und acht Uhr morgens: Der Körper wird aktiviert, wir wachen auf.

Ghrelin regt den Appetit an. Seine Ausschüttung steigt, wenn der Spiegel des appetithemmenden Hormons *Leptin* sinkt. Es ist Zeit zum Frühstücken.
Das Wechselspiel dieser beiden Hormone wiederholt sich um die Mittagszeit.

Nach dem Frühstück steigt der Blutzuckerspiegel an. Um das zu regulieren, wird *Insulin* ausgeschüttet. Es folgen einige kleine Spitzen, beispielsweise gegen 16 Uhr.

Gegen Abend tritt das *Melatonin* wieder in Aktion und bereitet uns auf den Schlaf vor.

Männer wie Frauen produzieren *Testosteron*, das die Libido reguliert. Während des Geschlechtsverkehrs werden *Endorphine* und *Oxytocin* ausgeschüttet. Sie verstärken das Lustempfinden und fördern den Schlaf.

Melatonin nimmt in der Nacht eine führende Rolle ein. Gleichzeitig sorgt das Wachstumshormon für die Reparatur von Geweben. *Leptin* reguliert das Sättigungsgefühl, damit wir nachts nicht hungrig werden, und *Vasopressin* sorgt dafür, dass wir nachts nicht auf die Toilette gehen müssen.

VORSICHT, STÖRUNGEN!

Parabene und Bisphenol A sind hormonaktive Substanzen. Sie sind in der Luft, im Wasser, in Industrieprodukten und in landwirtschaftlichen Erzeugnissen enthalten, also im Grunde überall. Diese Stoffe wirken sich auf den Hormonhaushalt aus. Sie können die Produktion der natürlichen Hormone verändern, sie nachahmen oder ihre Wirkung herabsetzen. Das hat für den Organismus gravierende Folgen: Die Fortpflanzungsfunktionen können beeinträchtigt werden und es kann zu Tumorbildung kommen. Diese Wirkung betrifft nicht nur den Menschen, sondern auch Tiere und Pflanzen. Im Interesse der öffentlichen Gesundheit beschäftigt sich die Wissenschaft darum intensiv mit der Erforschung dieser Stoffe.

★ DIE STARS

Unter der großen Vielzahl der Hormone, die im Gehirn produziert werden, nehmen einige eine Sonderstellung ein:
Dopamin ist als Glückshormon bekannt, erhöht aber auch die Motivation und die Risikobereitschaft. Ein Dopaminmangel kann die Wahrscheinlichkeit erhöhen, an Parkinson zu erkranken. *Oxytocin* spielt eine Rolle für die Fortpflanzung, für mütterliches Verhalten, aber auch für Empathie und Ängste. *Melatonin* ist als Schlafhormon bekannt. *Serotonin* ist der Gegenspieler des Dopamins. Es wirkt sich auf die Emotionen aus und ist darum nicht nur in Antidepressiva enthalten, sondern auch in manchen Drogen wie Ecstasy. Die *Endorphine* schließlich wirken euphorisierend, schmerzlindernd und angstlösend.

SEHEN

EINGEBAUTE FOTOAPPARATE

Bevor ein Bild in einen elektrischen Impuls umgewandelt werden kann, muss es erfasst werden. Dafür sind wir Menschen mit zwei eingebauten Fotoapparaten ausgestattet: unseren Augen. Licht fällt durch die Iris ins Auge. Deren Öffnung kann sich verändern, um die Intensität des Lichteinfalls zu regulieren. Hornhaut und Linse sorgen dafür, dass das Bild scharf gestellt wird.

Das so erzeugte Bild fällt auf die Netzhaut, auf der sich fotoelektrische Rezeptoren befinden. Von diesen zweigen zahlreiche Neuronen ab. Der Lichtreiz wird in ein elektrisches Signal umgewandelt und durch den Sehnerv zum Thalamus geleitet. Dabei kreuzen sich die Wege: Die Nervenfasern des linken Gesichtsfelds führen zur rechten Gehirnseite, die des rechten Gesichtsfelds zur linken. Vom Thalamus werden sie an den visuellen Kortex weitergeleitet, wo das Bild wieder zusammengesetzt wird.

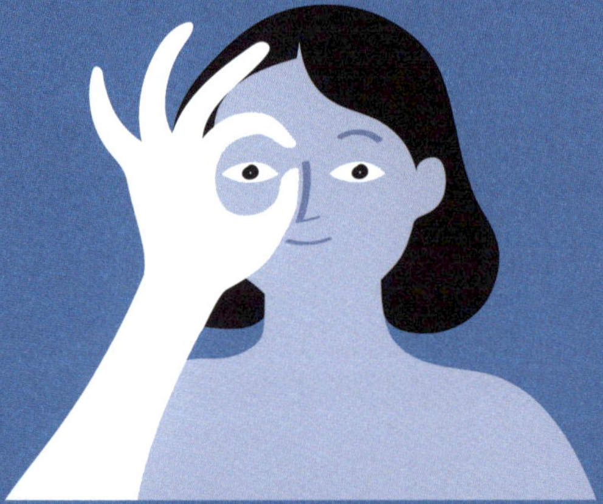

Man unterscheidet zwei Hauptwege: den oberen Weg, der auf die Erkennung und Organisation im Raum spezialisiert ist, und den unteren, der für das Erkennen von Formen und Farben zuständig ist. Diese Hirnareale kommunizieren ständig mit anderen Gehirnbereichen wie dem Gedächtnis, der Sprache und den Emotionen.

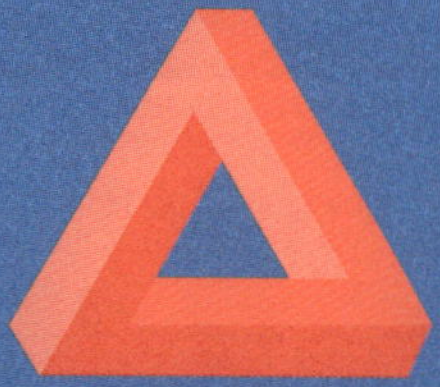

NUR EINE ILLUSION

Unsere Wahrnehmung der Umgebung entspricht nicht immer der Realität, wir können auch optischen Täuschungen aufsitzen. Der Mensch ist aber nicht der Meister der Täuschung. Die Natur hat zahlreiche Tiere hervorgebracht, die optische Täuschungen nutzen, um Fressfeinde zu verwirren oder leichter ihre Beute zu fangen.

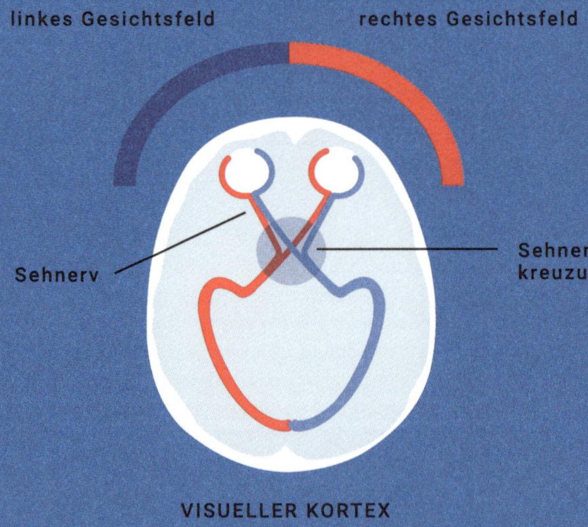

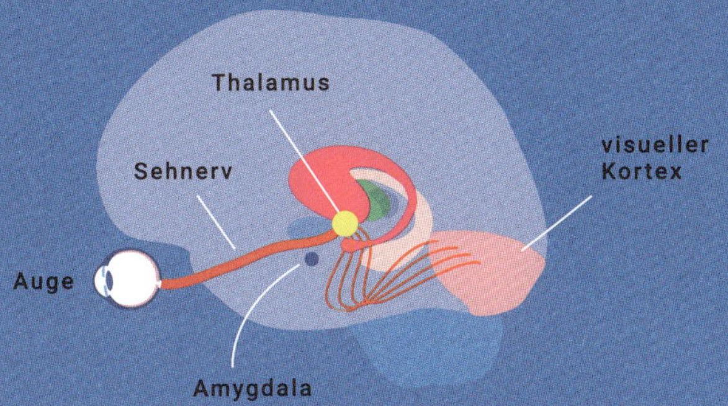

REKONSTRUKTION

Das Gehirn spielt uns gelegentlich Streiche. Die Bilder, die es uns zeigt, entsprechen oft nicht vollständig den aufgenommenen Informationen, sondern es handelt sich um eine Rekonstruktion. Auf der Netzhaut befinden sich zahlreiche Rezeptoren, jedoch nicht an einer Stelle an der Seite, von der Blutgefäße und Sehnerv abgehen. Dieser »blinde Fleck« kann keine visuellen Informationen aufnehmen. Um das auszugleichen, führt das Auge ständig winzige Bewegungen aus und das Gehirn wählt diejenigen Informationen aus, die ihm nützlich erscheinen, die uns interessieren und für uns einen Sinn ergeben. Das Gehirn füllt die Wahrnehmungslücken mit Annahmen darüber, was sich dort befinden müsste. Insofern ist das Sehen ein Prozess des ständigen Bildaufbaus und trotz des blinden Flecks haben wir den Eindruck, alles zu sehen.

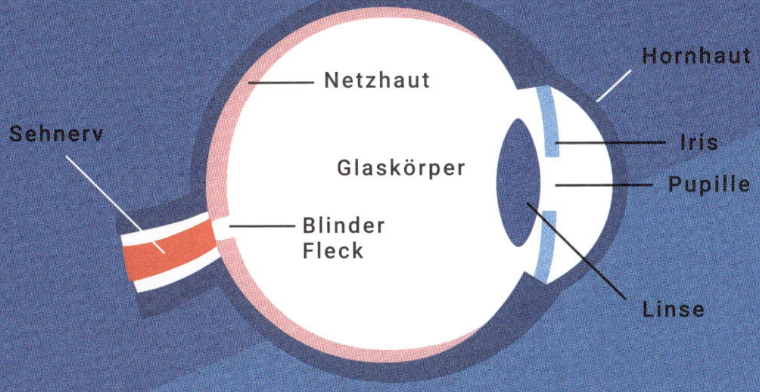

WIE BLINDE WIEDER SEHEN KÖNNEN

Bei Patienten mit *Retinopathia pigmentosa*, einer angeborenen Netzhautdegeneration, oder altersbedingter Makuladegeneration funktionieren die Fotorezeptoren nicht, die Nervenzellen auf der Netzhaut und der Sehnerv sind jedoch intakt. Bei diesen Betroffenen kann man die defekten Zellen durch digitale Sensoren ersetzen. Es gibt zwei verschiedene Typen von Implantaten.

Im ersten Fall wird eine Kamera an einer Brille montiert und mit einem Mikrocomputer verbunden, der am Gürtel getragen wird. Der Computer wandelt die Informationen der Kamera in elektrische Signale um, die er an Implantate in der Netzhaut sendet. Diese stimulieren dann die Neuronen der Netzhaut. Im zweiten Fall enthalten die Implantate Elektroden und lichtempfindliche Dioden. Letztere wandeln das Licht in elektrische Signale um, die verstärkt und durch die Elektroden an die Neuronen weitergegeben werden.

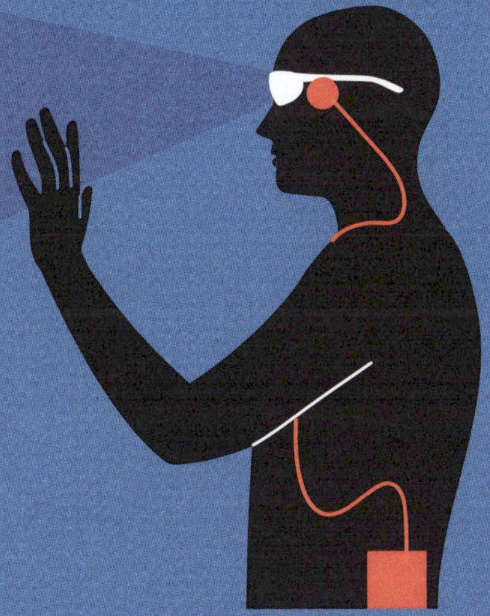

BEWEGEN

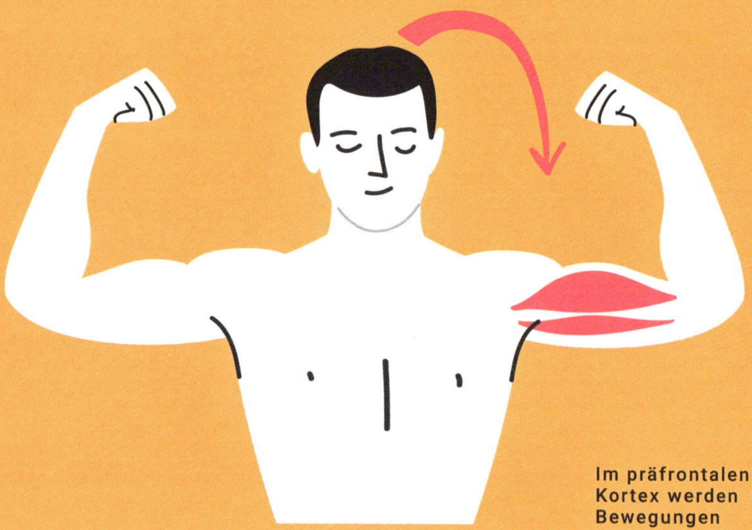

Der motorische Kortex befindet sich an der Rückseite des Stirnlappens, kurz vor der Mittelfurche, die den Stirnlappen vom Scheitellappen trennt. Er besteht aus einem primären motorischen Kortex, in dem die Stimulation eines Areals die Kontraktion eines Muskels auf der gegenüberliegenden Seite auslöst, einem sekundären Kortex mit dem *prämotorischen Areal*, das die Bewegungen der Muskeln nahe der Körperachse steuert, und dem *supplementären Areal*, das komplexe Bewegungen plant und beide Hände koordiniert.

KAPITÄN UND MANNSCHAFT

Erinnerst du dich: Der Kortex ist die graue Substanz, die die Gehirnhälften umhüllt und die Neuronen enthält. Der Teil der Hirnrinde, der die Bewegung steuert, wird motorischer Kortex genannt.

Um eine Bewegung einzuleiten, erhält der motorische Kortex Informationen über die Umgebung aus den verschiedenen Gehirnlappen. Er kann dann aus einem Repertoire bekannter Strategien die beste auswählen, um die Bewegung auszulösen. Der motorische Kortex arbeitet nicht allein und seine Wirkung bezieht sich hauptsächlich auf die Grundbewegung.

Selbst eine ganz einfache Bewegung ist das Ergebnis einer Teamleistung. Der Stirnlappen ist der Flugkapitän, der die Bewegung plant und seine Befehle an den motorischen Kortex weitergibt. Dieser wählt die Mannschaftsmitglieder aus – die Muskeln, die angespannt werden müssen, um die gewünschte Bewegung auszuführen.

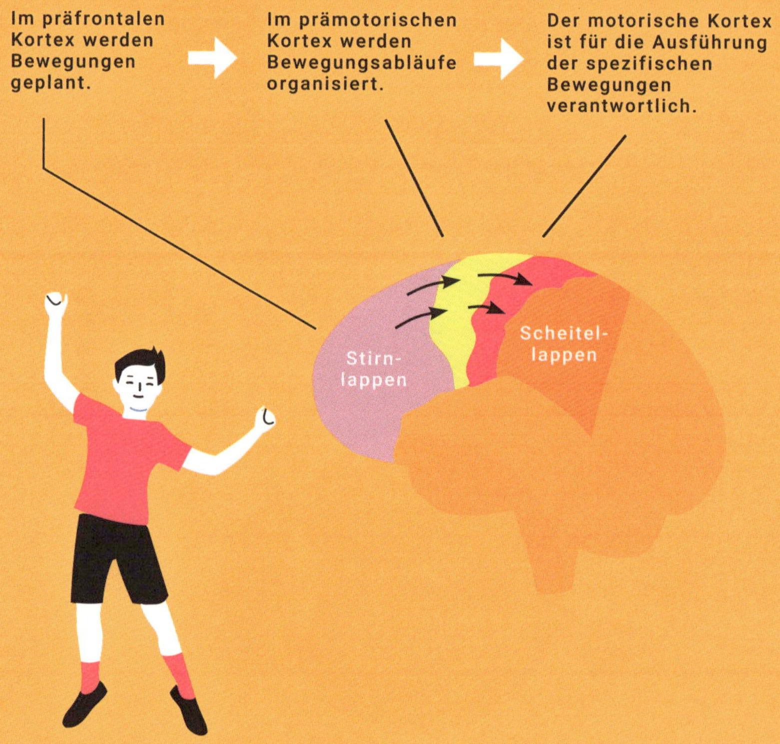

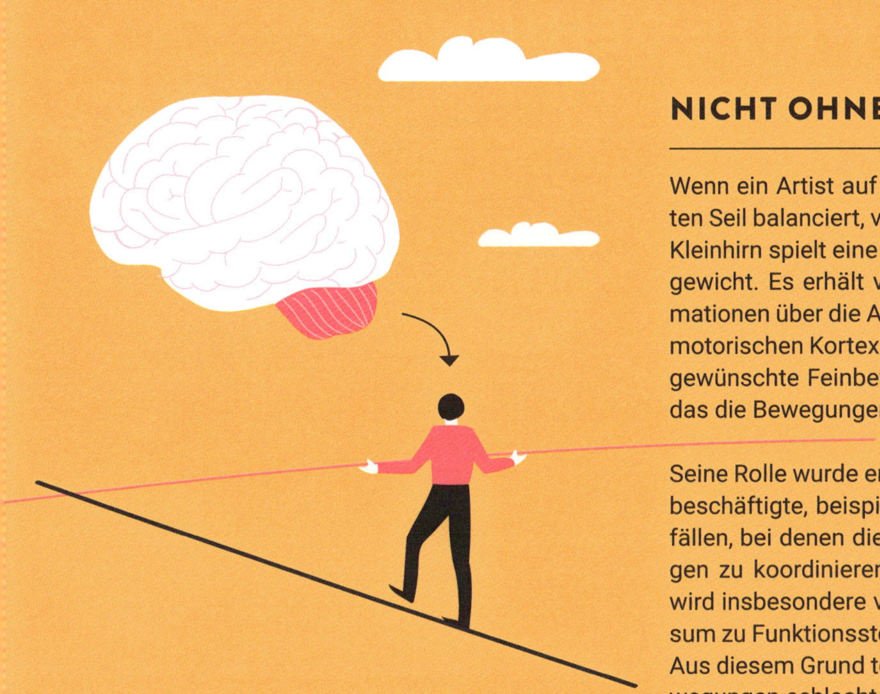

NICHT OHNE MEIN KLEINHIRN

Wenn ein Artist auf einem dünnen, zwischen zwei Punkten gespannten Seil balanciert, verlässt er sich größtenteils auf sein Kleinhirn. Das Kleinhirn spielt eine wichtige Rolle bei der Bewegung und dem Gleichgewicht. Es erhält vom sensorischen und motorischen Kortex Informationen über die Absicht, eine Bewegung auszuführen, und teilt dem motorischen Kortex mit, welche Maßnahmen erforderlich sind, um die gewünschte Feinbewegung auszuführen. Er ist das Kontrollzentrum, das die Bewegungen koordiniert und ihre Abfolge harmonisiert.

Seine Rolle wurde erkannt, als man sich mit verschiedenen Störungen beschäftigte, beispielsweise bei Tumorerkrankungen oder Schlaganfällen, bei denen die Patienten Schwierigkeiten haben, ihre Bewegungen zu koordinieren und ihr Gleichgewicht zu halten. Das Kleinhirn wird insbesondere von Alkohol angegriffen, da ein hoher Alkoholkonsum zu Funktionsstörungen und langfristig zu Gewebeschwund führt. Aus diesem Grund torkelt ein betrunkener Mensch und kann seine Bewegungen schlecht koordinieren.

ZWEIERLEI NEURONEN

Um eine Bewegung auszuführen, wird die Information von zwei Arten von Neuronen an die Muskeln des Körpers weitergeleitet. Im motorischen Kortex senden die *Pyramidenneuronen*, die wegen ihrer dreieckigen Form so genannt werden, das Signal durch ihre langen Axone, die gebündelt zum Rückenmark verlaufen. Hier leiten sie die Information über die Bewegung an die *Motoneuronen* weiter. Deren Axone führen bis zum betreffenden Muskel und geben dort den Befehl zur Kontraktion.

COMPUTER LIEST GEHIRNAKTIVITÄT

Wenn ein Patient aufgrund einer Verletzung oder Krankheit bewegungsunfähig ist, bedeutet das nicht zwangsläufig, dass seine neuronale Aktivität betroffen ist. Daher ist es möglich, diese Aktivität mithilfe direkter neuronaler Schnittstellen auf einen Computer zu übertragen.
Man legt eine Elektrodenmatte auf die Oberfläche des Gehirns eines Patienten, um seine neuronale Aktivität aufzuzeichnen. Anschließend zeichnet man die mit der Bewegungsabsicht verbundenen Aktivitäten auf, um sie in Echtzeit an einen Computer zu übertragen, der sie in Bewegung umsetzen kann. In Studien konnte so ein gelähmter Patient mit seinen Gedanken schreiben oder ein Patient, der nach einem Genickbruch querschnittsgelähmt war, mit einem Exoskelett ausgestattet werden und sich wieder bewegen.

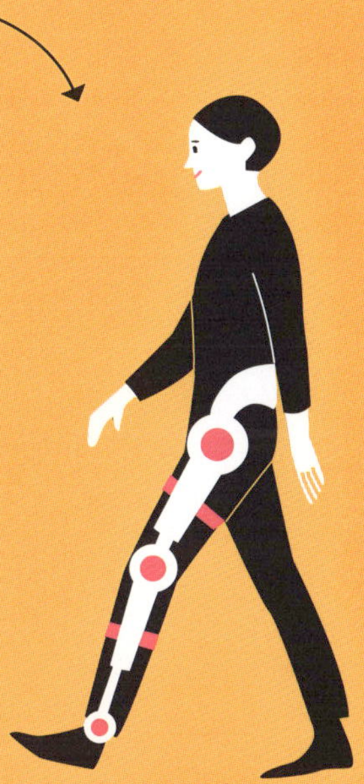

DER DARM, DAS ZWEITE GEHIRN?

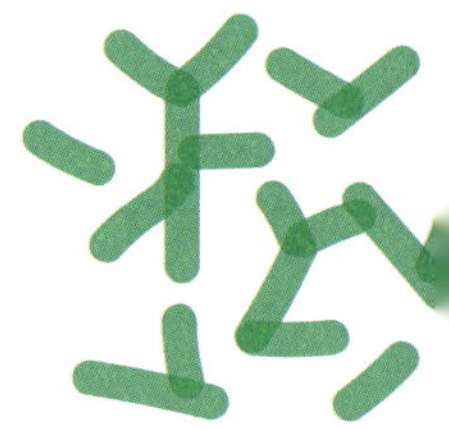

DAS ZWEITE GEHIRN

Im Herzen des Verdauungssystems befindet sich das *enterische Nervensystem*. Es besteht aus etwa 200 bis 600 Millionen Neuronen, ist an der Regulierung des Nahrungstransports und der Kontrolle der Darmfunktionen beteiligt, unterhält enge Beziehungen zum Immunsystem und informiert das Gehirn durch seine Lage zwischen äußerem und innerem Milieu über die Umgebungsbedingungen. Es funktioniert nahezu unabhängig, ist über den Vagusnerv mit dem zentralen Nervensystem verbunden und kommuniziert mit dem Gehirn über verschiedene Hormone wie beispielsweise Serotonin, dessen Gesamtproduktion zu etwa 90 Prozent im Darm stattfindet. Die Entdeckung dieser neuen neuronalen Welt war die Grundlage für das Konzept des »zweiten Gehirns«, das Dr. Michael Gershon in den späten 1990er-Jahren entwickelte.

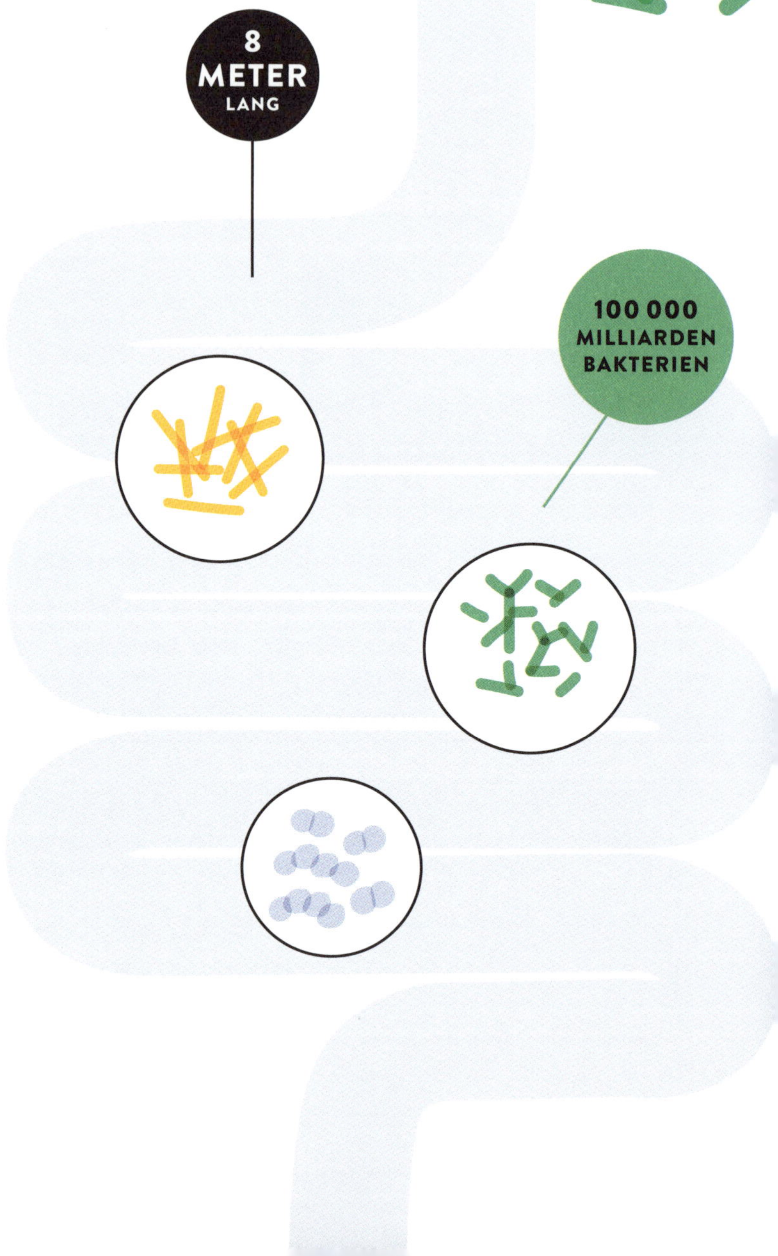

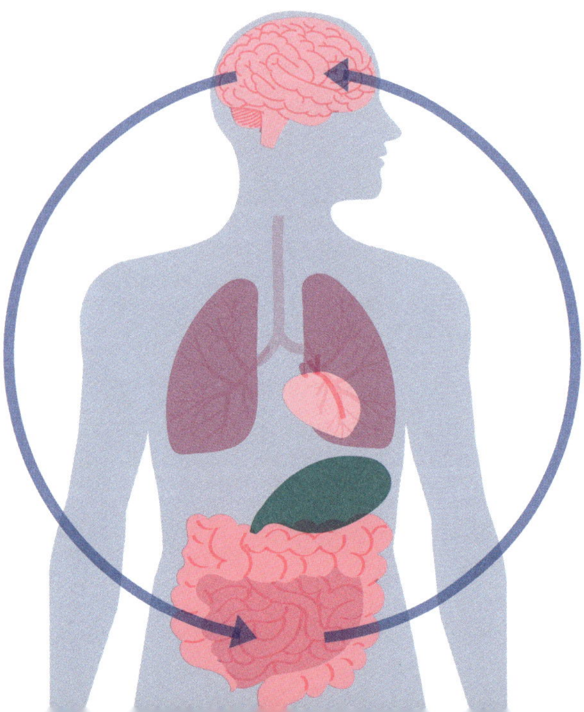

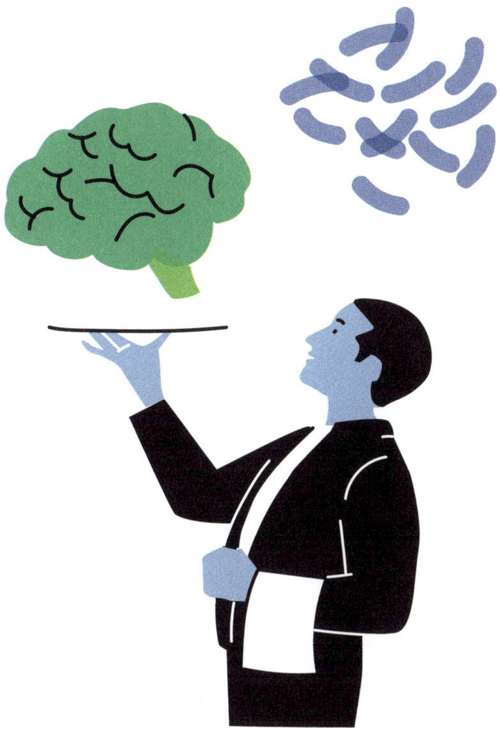

NEUE WEGE

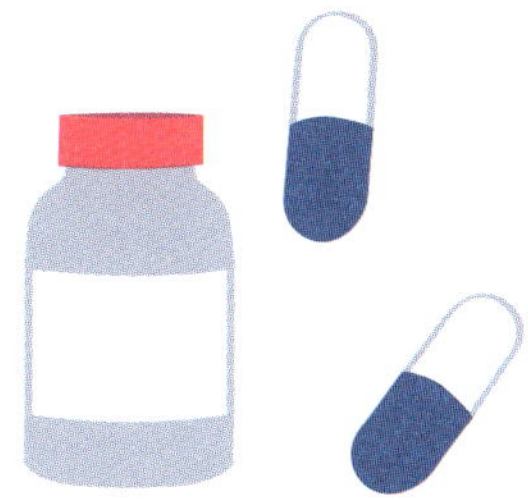

Es wurde nachgewiesen, dass bei Parkinsonpatienten die Neuronen im Darm Anomalien aufweisen, die mit denen vergleichbar sind, die bei dieser Krankheit im Gehirn auftreten. Untersuchungen über die Veränderungen des Darmmikrobioms bei verschiedenen neurodegenerativen Erkrankungen eröffnen neue Perspektiven für die Diagnose und Behandlung dieser Krankheiten. Neuere Studien an Mäusen, die nach einer genetischen Veränderung dement wurden, haben gezeigt, dass die kognitiven Probleme nach der Behandlung mit Probiotika abnahmen. Ähnliche Ergebnisse wurden auch bei Menschen mit Alzheimer in einem frühen Stadium beobachtet. Aufgrund solcher Studienergebnisse könnten für Risikopatienten neue Präventionsstrategien auf der Grundlage des Mikrobioms entwickelt werden.

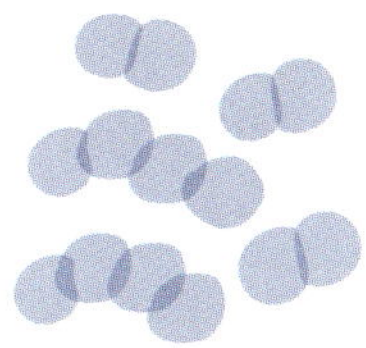

FÜR DAS MIKROBIOM SORGEN

Unser Darm ist ungefähr acht Meter lang. In ihm leben rund 100 000 Milliarden Bakterien, die das Mikrobiom bilden. Diese Bakterienwelt, die sich erst nach der Geburt entwickelt, wird heute als eine Art Organ betrachtet, das an verschiedenen Körperfunktionen beteiligt ist, beispielsweise an der Synthese von Vitaminen. Mehrere Studien an Mäusen haben den Zusammenhang zwischen dem Vorhandensein eines Darmmikrobioms, der Stressreaktion und der emotionalen Regulierung aufgezeigt. Beim Menschen wurden Abweichungen des Darmmikrobioms bei verschiedenen psychiatrischen und neurologischen Störungen wie Autismus oder affektiven Störungen sowie bei verschiedenen neurodegenerativen Erkrankungen wie der Parkinsonkrankheit nachgewiesen. Die Bedeutung des Mikrobioms ist so groß, dass man mittlerweile von einer *Darm-Hirn-Achse* spricht. Über deren genaue Bedeutung wissen wir aber noch viel zu wenig.

DARM UND OHNMACHT

Auch an einer Ohnmacht ist der Darm beteiligt. Eine Ohnmacht hängt mit einer verminderten Blutzufuhr zum Gehirn zusammen. Gerät ein Mensch in Panik, treten zwei Systeme in Aktion: Das sympathische Nervensystem greift ein, um den Herzschlag und die Blutversorgung der Muskeln zu erhöhen. Dadurch wird der Körper auf eine Flucht vorbereitet. Der Parasympathikus hingegen erhöht den Blutfluss in den Eingeweiden, um die Nährstoffaufnahme zu erleichtern und mehr Energie zu liefern. Wenn der Sympathikus die Oberhand gewinnt, staut sich das Blut im unteren Teil des Körpers. Das Gehirn wird dann vorübergehend nicht ausreichend mit Blut versorgt und die betroffene Person fällt in Ohnmacht.

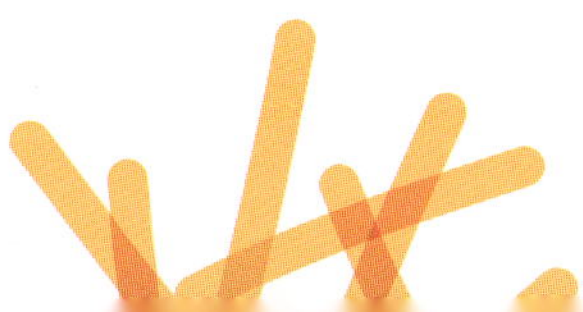

SCHMECKEN

WIE VIELE GESCHMÄCKE GIBT ES?

Die Vielfalt der Geschmacksvarianten ist unermesslich. Bekanntlich gibt es drei Primärfarben, aus denen alle anderen Farben gemischt werden können. Ebenso sind fünf Grundgeschmäcke und die für ihre Wahrnehmung notwendigen Geschmacksrezeptoren bekannt: salzig, süß, bitter, sauer und umami, das japanische Wort für herzhaft. Neuere Studien legen jedoch nahe, dass das primäre Spektrum noch viel breiter sein könnte. So wurden Rezeptoren für Fett in Hamburgern, für Stärke in kohlenhydratreichen Lebensmitteln oder Pizza, für Basen in Limonaden oder Champagner und für Kalzium entdeckt.

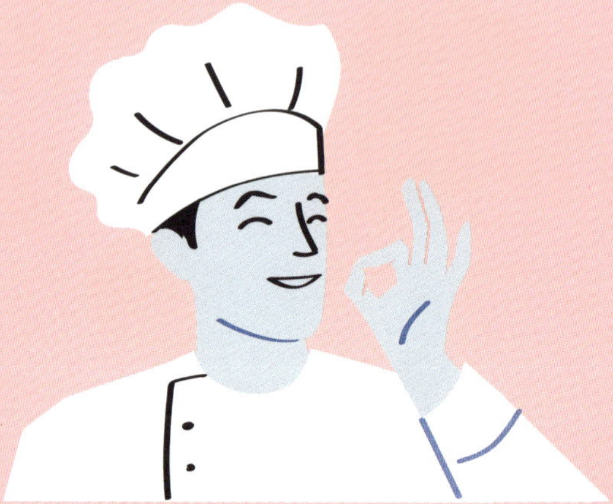

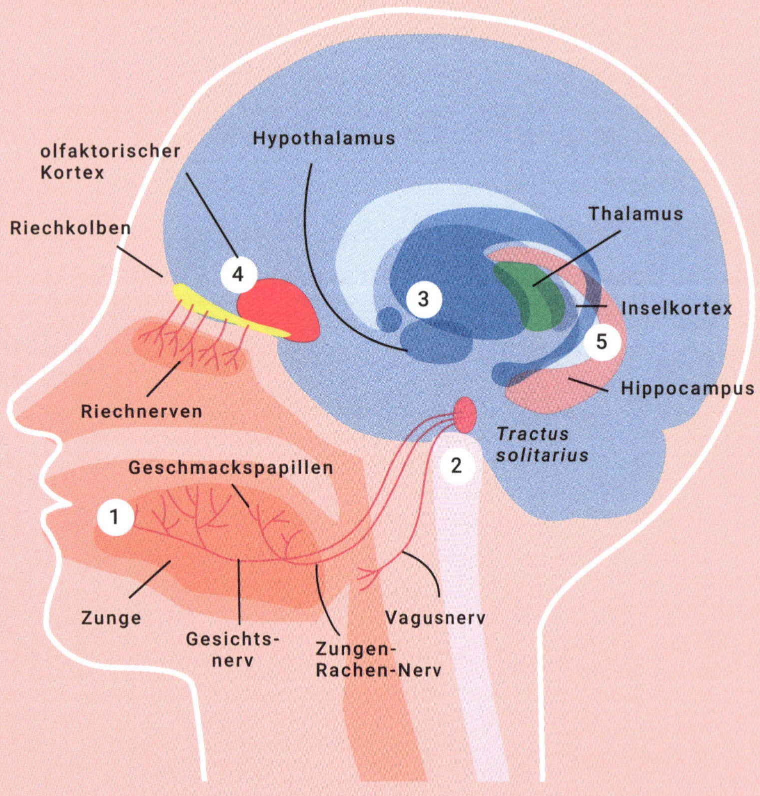

GESCHMACKSWAHRNEHMUNG

Betrachtet man die Zunge im Spiegel, erkennt man kleine Auswüchse: die Geschmackspapillen. Jede dieser Papillen enthält Hunderte von Geschmacksknospen, die jeweils 100 Geschmacksrezeptorzellen enthalten und sich alle zwei Wochen erneuern. Die Anzahl der Knospen variiert von Mensch zu Mensch und kann zwischen 500 und 20 000 liegen.

Die chemische Geschmacksinformation wird also an diesen Geschmacksknospen in ein elektrisches Signal übersetzt und dann über drei Nerven zum Geschmackszentrum im Hirnstamm geleitet. Dann wird die Information an den Thalamus weitergeleitet, dann an den olfaktorischen Kortex und den Inselkortex, der eine wichtige Rolle bei der Wahrnehmung von Empfindungen spielt und eine bewusste Vorstellung des Nahrungsmittels ermöglicht.

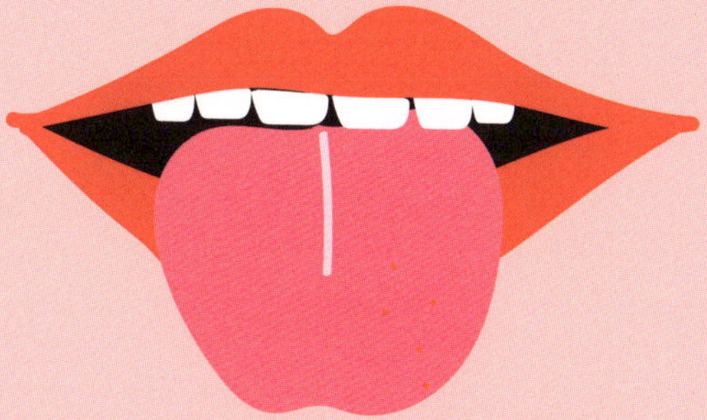

GESCHMACK UND GEDÄCHTNIS

Die Fähigkeit, Geschmack wahrzunehmen, hat auch etwas mit der genetischen Veranlagung zu tun. Das Erkennen von Geschmäcken ist jedoch an positive oder negative Erfahrungen geknüpft, die in unserem Gedächtnis gespeichert sind. Diese Erinnerungen können durch den Geruch oder den Geschmack bestimmter Lebensmittel geweckt werden. Man spricht hier in Anlehnung an eine Szene aus dem Roman *Auf der Suche nach der verlorenen Zeit* von Marcel Proust vom sogenannten »Madeleine-Effekt«.
Dieser Effekt umfasst sowohl positive (wie im Roman) als auch negative Erinnerungen. Wenn wir nach dem Verzehr eines Lebensmittels krank werden, entwickeln wir eine Abneigung, die über 50 Jahre lang anhalten kann. Dieses Phänomen findet sich auch in der Tierwelt wieder: Eine Fliege kann ein kontaminiertes Nahrungsmittel ausfindig machen und danach meiden. Ein Kojote, der nach dem Verzehr eines Schafes schreckliche Bauchschmerzen bekommt, wird künftig einen Bogen um Schafe machen.

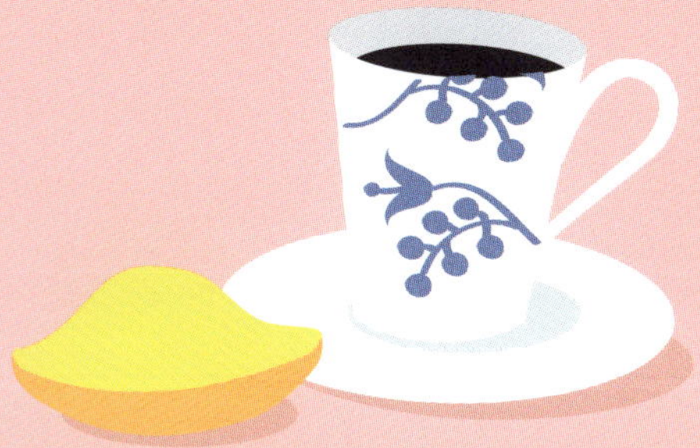

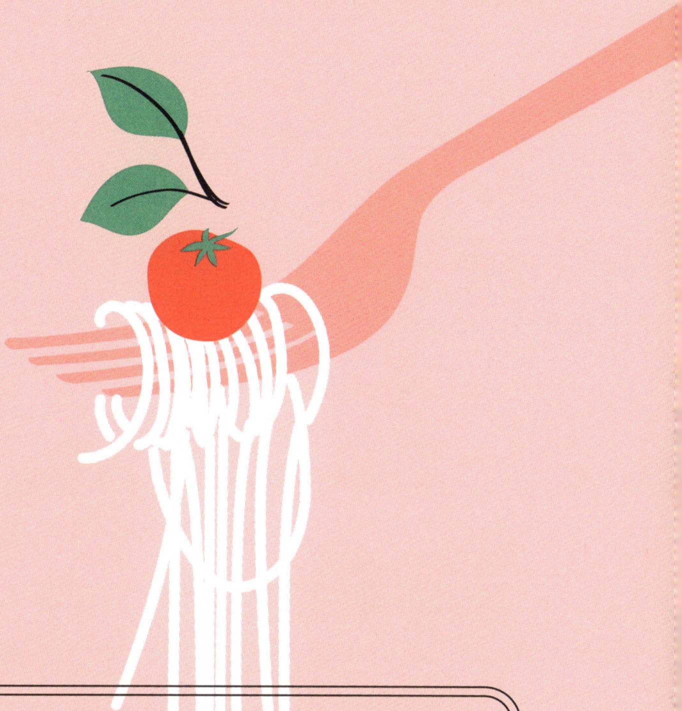

GESCHMACK UND GERUCH

Geschmacks- und Geruchssinn sind »chemische« Sinne: Unsere Organe nehmen chemische Substanzen wahr und entschlüsseln diese, um eine Reaktion auszulösen. Beide Sinne arbeiten zusammen und stehen im Zusammenhang mit Grundbedürfnissen wie Hunger und Durst, aber auch mit dem sexuellen Verlangen. Die Funktion dieser Sinne dient aber nicht nur der Wahrnehmung, sondern auch dem Schutz des Organismus. Geschmacksrezeptoren gibt es nicht nur auf der Zunge, sondern auch in der Nase. Gegen Bakterien, die bei jedem Atemzug versuchen, in unseren Körper einzudringen, reagieren sie auf dreierlei Weise: erstens Aktivierung der Flimmerschläge der Zellen in der Nasenwand, um den Feind abzuwehren; zweitens Freisetzung von Stickstoffmonoxid durch diese Zellen, um die Bakterien abzutöten, und drittens Aussendung von Signalen zur Produktion antimikrobieller Proteine.

ESSEN FÜR DAS GEHIRN?

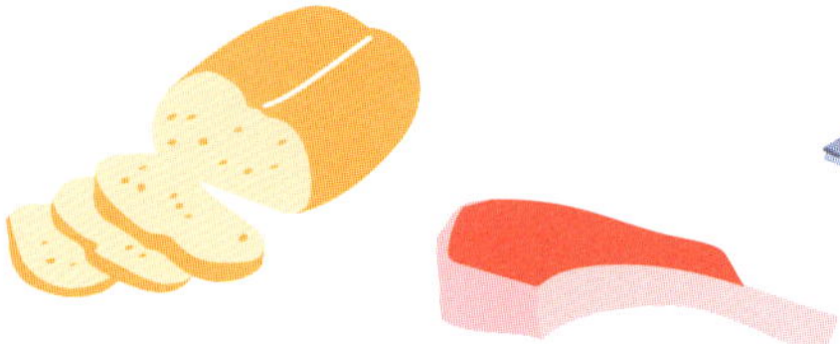
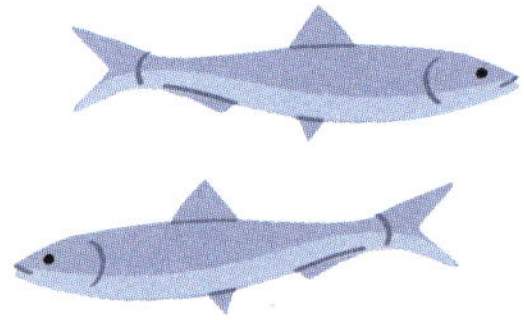
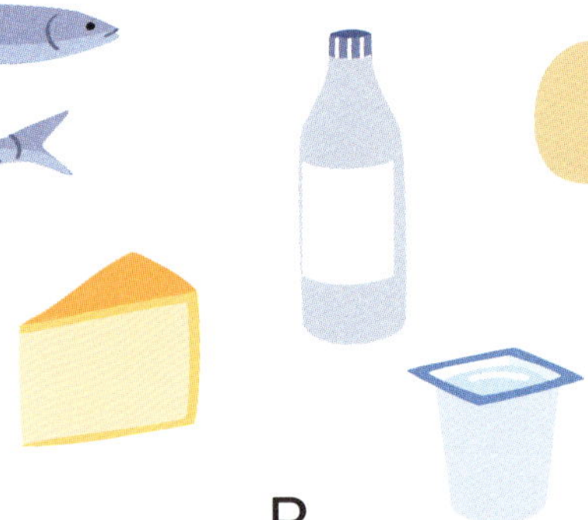
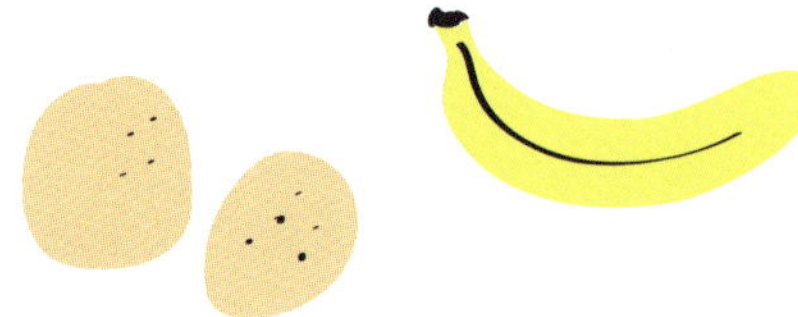
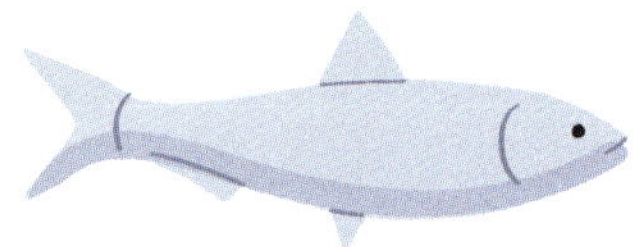

VITAMIN B_1

Enthalten in Vollkorngetreide und Fleisch.

VITAMIN B_{12}

Hauptsächlich enthalten in Milchprodukten und Fisch.

VITAMIN B_6

Vor allem in Fisch, Kartoffeln, Bananen und Walnüssen enthalten.

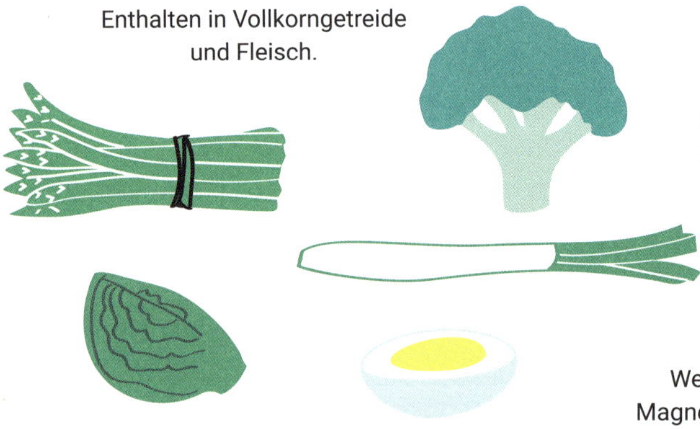
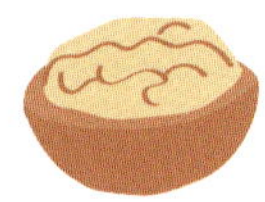

MAGNESIUM

Weitere wichtige Nährstoffe sind Magnesium, das eine ähnliche Wirkung wie Eisen hat, sowie Zink, das für die Sauerstoffaufnahme des Gehirns wichtig ist, und Vitamin E, ein wirkungsvolles Antioxidans.

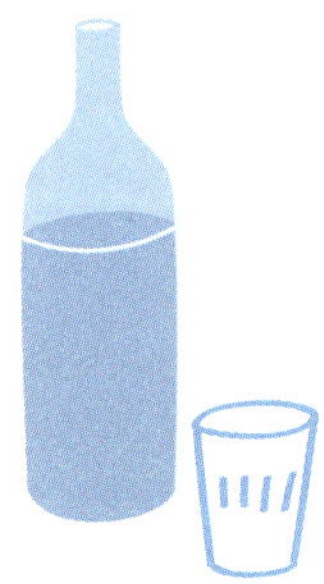

VITAMIN B_9

Hauptsächlich enthalten in Kohl, Spargel, Lauch und Eiern.

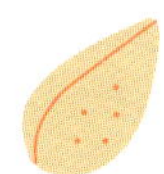

WASSER

Wichtig ist, viel Wasser zu trinken, weil Dehydrierung die kognitiven Fähigkeiten herabsetzen kann.

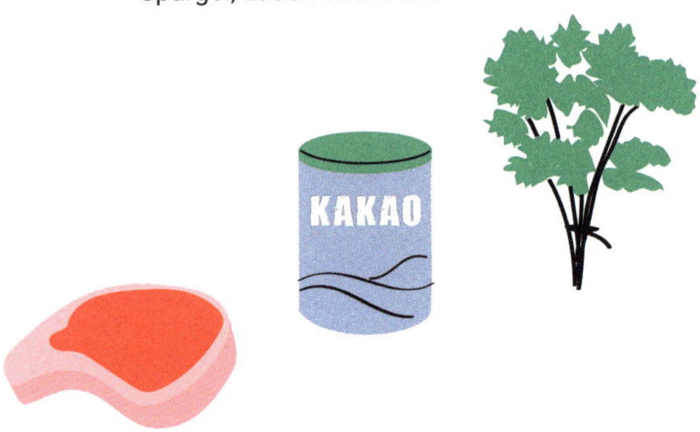

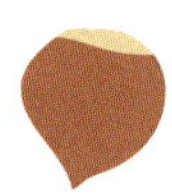

VITAMIN C, OMEGA 3

Vitamin C ist als starkes Antioxidans wichtig für das Gehirn. Es sorgt auch für eine bessere Aufnahme von Eisen, einem entscheidenden Mineral für das Gehirn, das in rotem Fleisch, Petersilie, Kakao und Trockenfrüchten enthalten ist.

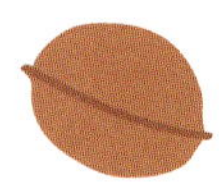

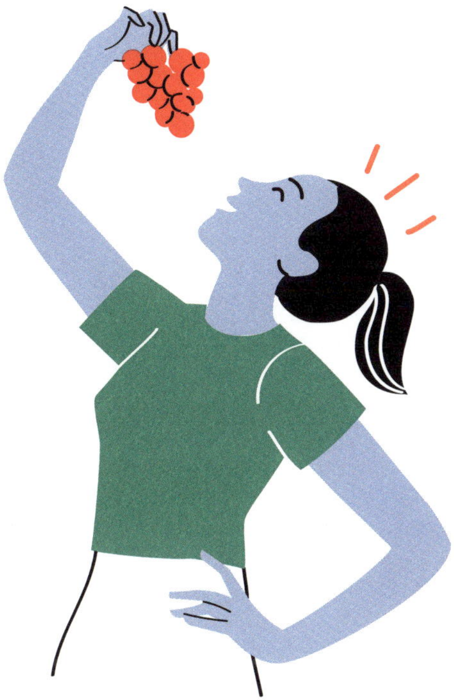

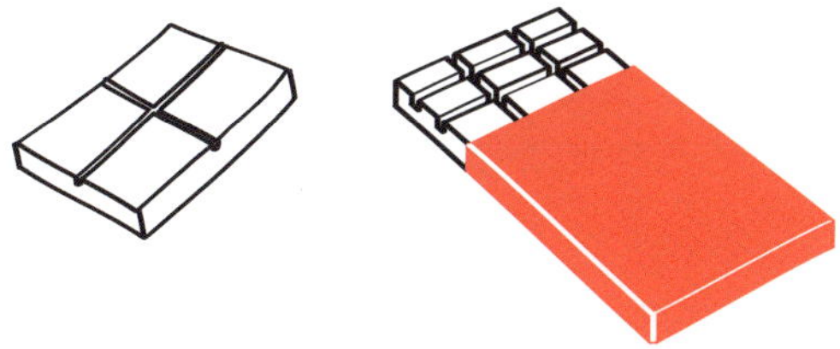

SCHOKOLADE FÜR DEN KOPF?

Flavanole sind eine Untergruppe der *Flavonoide*. Es handelt sich um Antioxidantien, die man in der Kakaobohne sowie in Tee, Erdnüssen und verschiedenen Früchten (Beeren, Äpfeln) oder Rotwein findet (Vorsicht, zu viel Alkohol stört die Gehirn- und Darmfunktion). Für das Gehirn sind sie wichtig, weil sie auch an der Durchblutung beteiligt sind. Eine aktuelle Studie zeigt, dass der Verzehr von Schokolade die Sauerstoffversorgung des Gehirns verbessert und die kognitiven Fähigkeiten bei komplexen Aufgaben erhöht. Allerdings enthalten 100 Gramm Schokolade nur 30 Milligramm Flavanole, also eine geringe Dosis, während der Rest größtenteils aus Milch, Fett und Zucker besteht. Die beste Wahl ist dunkle Schokolade (über 70 Prozent Kakaoanteil), vorzugsweise aus fairem Handel.

ESSEN ZUM SCHUTZ DER GRAUEN ZELLEN

Über die mediterrane Ernährung, die hauptsächlich aus Obst und Gemüse, Hülsenfrüchten, Vollkornprodukten und Fisch besteht, wird oft gesagt, dass sie das Gehirn stärkt und schützt. Tatsächlich haben einige neuere Studien gezeigt, dass sie sich positiv auf das Gedächtnis auswirkt und helfen kann, kognitiven Leistungsverlusten vorzubeugen. Auch wenn die Forschungen zu diesem Thema noch nicht abgeschlossen sind, lässt sich eins mit Sicherheit sagen: Jede Ernährung, die gut für das Herz ist, kommt auch dem Gehirn zugute.

KOCHEN FÜR DIE NEURONEN

Für die Funktion der Neuronen benötigt der Körper sehr viel Energie. Neuere Arbeiten von Suzana Herculano-Houzel haben gezeigt, dass es im Laufe der Evolution zu einem Kompromiss zwischen Körpergröße und Neuronenmenge kam. Bei Primaten entstand ein Gleichgewicht zwischen der Anzahl der Neuronen und der mit der Nahrungsaufnahme verbrachten Zeit, da ein großer Körper nur eine begrenzte Menge von Neuronen versorgen kann. Mit seinen 86 Milliarden Neuronen müsste ein 60 bis 70 Kilogramm schwerer Mensch also mehr als neun Stunden pro Tag mit der Nahrungsaufnahme verbringen, um den Brennstoff für die Funktion des Körpers und des Gehirns zu liefern. Der Mensch hat jedoch gelernt, seine Nahrung zu kochen und so seine Energieversorgung zu optimieren. Gegarte Nahrung ist weicher. Der Körper braucht also weniger Energie, um sie zu zerkleinern und zu verdauen. Folglich steht mehr Energie für andere Zwecke zur Verfügung.

HÖREN

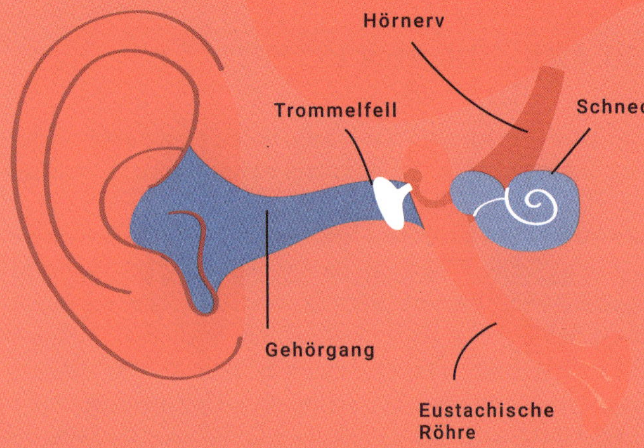

VON DER SCHALLWELLE ZUM ELEKTRISCHEN SIGNAL

Schall besteht aus Wellen, die die Luft mit unterschiedlichen Frequenzen zum Schwingen bringen. Damit die Wahrnehmung des Klangs im Gehirn ankommt, müssen diese mechanischen Schwingungen der Luft in elektrische Signale umgewandelt werden. Die Schallwellen gelangen durch den Gehörgang in das Ohr und versetzen das Trommelfell in Schwingung. Dort werden sie verstärkt und gelangen in die *Cochlea* (Schnecke), in der sich die härchenartigen Sinneszellen befinden. Diese erzeugen die elektrischen Signale, die über den *Nervus cochlearis* zum primären Hörareal im Schläfenlappen weitergeleitet werden. Diese Gehirnregion empfängt die Hörinformationen, aber sie ist nicht die einzige, die während der Hörwahrnehmung aktiv wird.

HÖREN UND VERSTEHEN

Wenn wir ein Geräusch, einen Ton oder ein Wort hören, heißt das nicht, dass wir das Gehörte auch verstehen. Auch wenn während eines Gesprächs mit einer anderen Person die Gedanken abschweifen, hört man die Worte des Gesprächspartners, versteht sie aber nicht unbedingt. Das hat einen einfachen Grund: Die Aufgabe des Ohrs besteht allein darin, den Schall aufzunehmen. Die Verarbeitung, also das Verstehen, erfolgt im Gehirn.
Durch bildgebende Verfahren wurde nachgewiesen, dass die Wahrnehmung eines Satzes neben dem primären Hörbereich auch verschiedene andere Bereiche in beiden Gehirnhälften aktiviert und zwar Bereiche, die mit Erfahrungen und Erinnerungen verbunden sind. Das ist der Grund, warum eine bestimmte Musik manche Menschen stärker anspricht als andere.

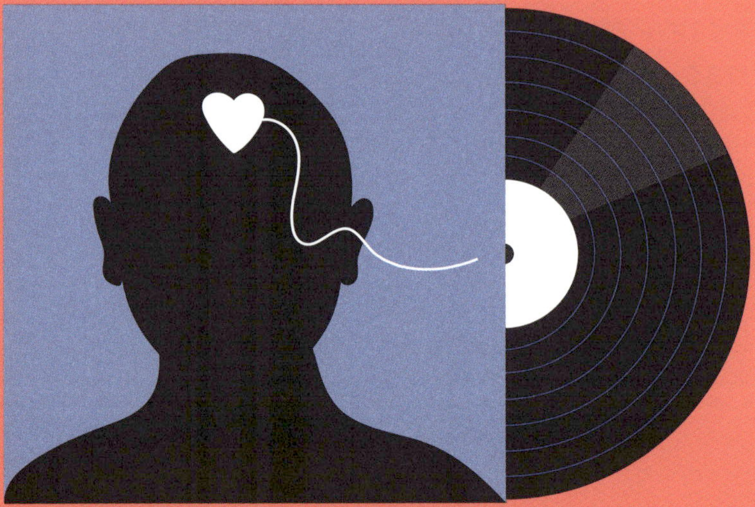

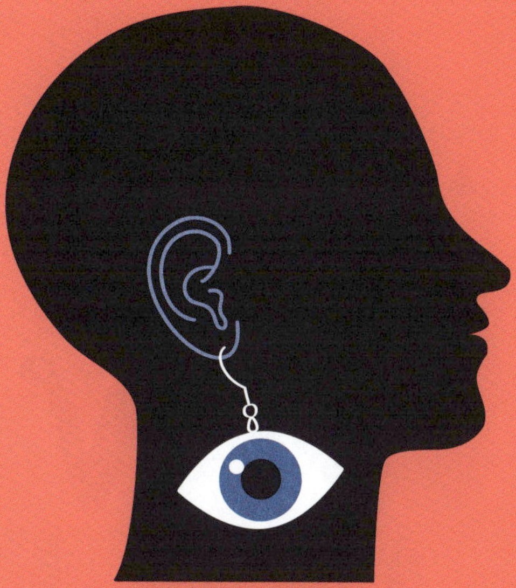

SEHEN HILFT BEIM HÖREN

Es bestehen direkte Verbindungen zwischen dem primären auditorischen Kortex und dem primären visuellen Kortex. Zahlreiche Studien haben gezeigt, dass Personen schneller reagieren, wenn ein auditiver Reiz mit einem visuellen verbunden wurde, als wenn nur einer der beiden Reize vorhanden war. Durch dieses Zusammenwirken mehrerer Sinne wird unsere Wahrnehmung verbessert.
Das ist auch der Grund, warum bei Patienten mit einem Cochlea-Implantat das Hörverstehen schlechter ist, wenn störende Umgebungsgeräusche vorhanden sind und sie die Lippen ihres Gesprächspartners nicht lesen können. Das Sehen der Lippenbewegungen bewirkt eine Aktivierung der visuellen Gehirnareale und hilft den Betroffenen, die Störungen durch Umgebungsgeräusche zu kompensieren. Weil Hören und Sehen bei allen Menschen stets Hand in Hand gehen, ist es so wichtig, die Person, der man zuhört, auch anzuschauen.

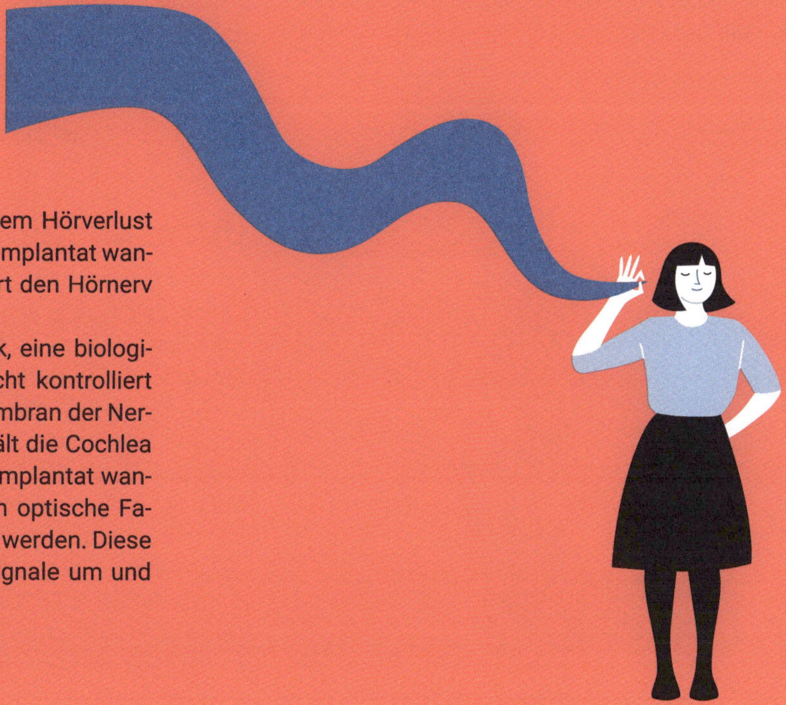

KLANG UND LICHT

Heutzutage ist es üblich, Patienten mit gravierendem Hörverlust mit einem Cochlea-Implantat zu versorgen. Dieses Implantat wandelt Schall in elektrische Impulse um und stimuliert den Hörnerv direkt.
Neu entwickelte Methoden nutzen die Optogenetik, eine biologische Technologie, bei der die Zellaktivität mit Licht kontrolliert wird. Lichtempfindliche Moleküle werden in die Membran der Nervenzellen in der Cochlea eingebracht. Dadurch erhält die Cochlea die Fähigkeit, auf einen Lichtreiz zu reagieren. Ein Implantat wandelt die Schallwellen in Lichtsignale um, die durch optische Fasern zu den Zellen in der Cochlea-Membran geleitet werden. Diese Zellen wandeln die Informationen in elektrische Signale um und »übersetzen« das Licht in den ursprünglichen Ton.

DIE BEZIEHUNG ZWISCHEN HIRN UND HERZ

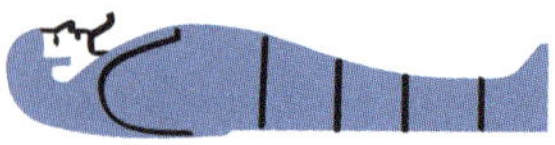

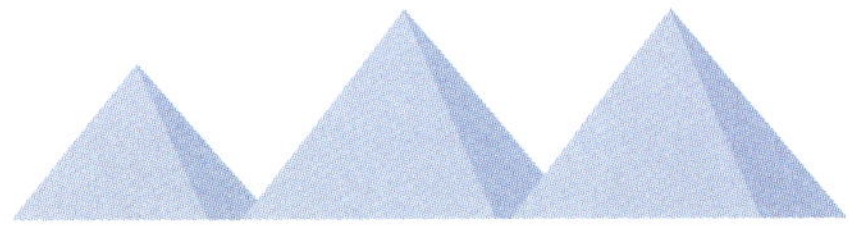

DER SITZ DER SEELE

Im alten Ägypten wurden den Toten vor der Einbalsamierung die Organe entnommen und in Gefäßen aufbewahrt – nur das Gehirn warf man weg. Das Herz hingegen wurde gewogen, um die Seele des Verstorbenen »auszumessen« und zu entscheiden, ob er ins Jenseits übergehen konnte. Viele Jahrhunderte lang stritten die Gelehrten, ob das Herz oder das Gehirn das wichtigere Organ sei. Dabei war die Erforschung des Gehirns eine Zeit lang den Philosophen vorbehalten. Erst als im 16. Jahrhundert der Anatom Vesalius nachwies, dass die Nerven mit dem Gehirn und nicht mit dem Herzen verbunden sind, wurde das Interesse an seiner Erforschung wieder geweckt.

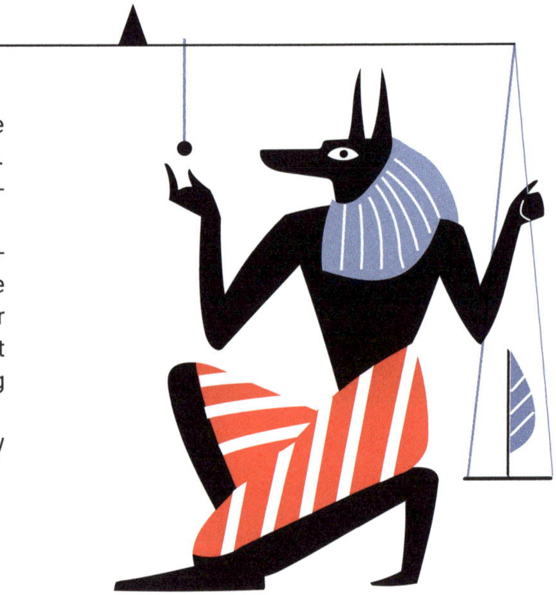

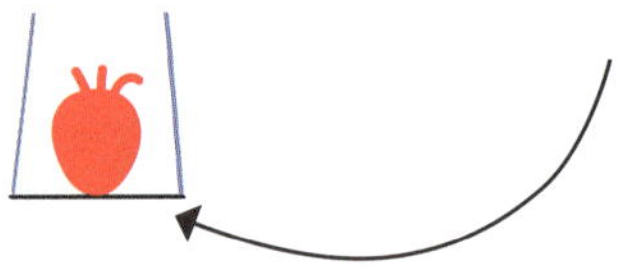

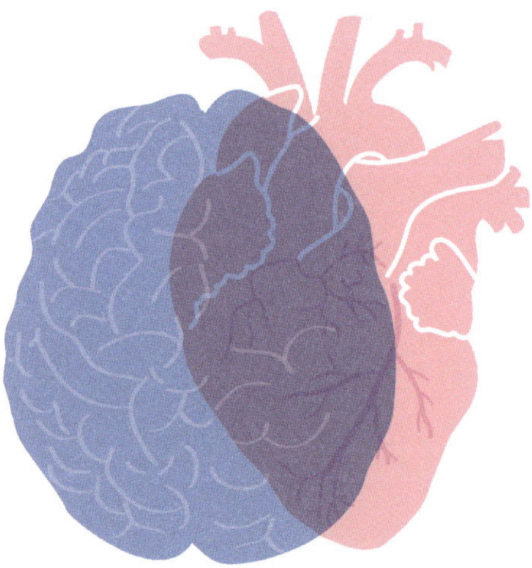

UNTRENNBAR

Lange Zeit wurde angenommen, dass das Herz nur auf die vom Gehirn gesendeten Befehle reagiert. Inzwischen weiß man aber, dass die Kommunikation in beide Richtungen verläuft. Gehirn und Herz befinden sich in einem ständigen Austausch und beeinflussen sich gegenseitig. Zwar steuert das Gehirn die verschiedenen Körperfunktionen und damit auch das Herz, doch ist das Herz für die Gehirnfunktion genauso wichtig. So haben Patienten mit Herzinsuffizienz ein erhöhtes Risiko für Depressionen, kognitive Störungen oder Schlafstörungen. Umgekehrt erhöhen Wut oder Kummer das Risiko eines Herzinfarkts um ein Vielfaches. Daher ist es so wichtig, bei der Behandlung von Herzerkrankungen immer das Gehirn im Blick zu behalten – und umgekehrt.

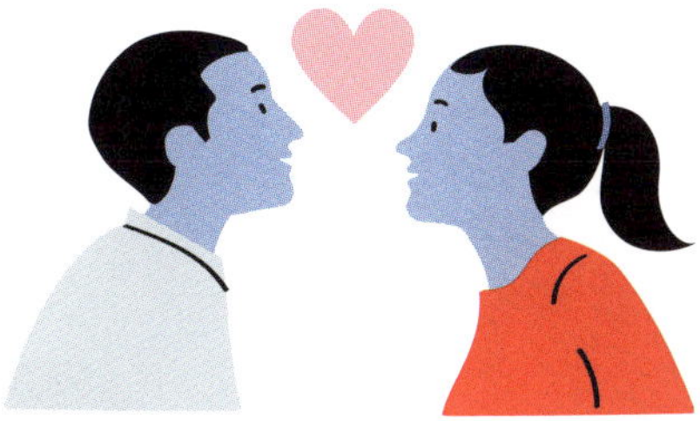

AUCH DAS HERZ HAT EIN GEHIRN

Um die Herzfunktion zu steuern, nutzt das Gehirn das autonome Nervensystem. Die Regulierung des Herzschlags ist das Ergebnis eines ständigen Dialogs zwischen Nervenfasern, die das Organ durchziehen, und Gehirnregionen wie Inselkortex, Amygdala und Hypothalamus.

Das Herz hat jedoch ein eigenes »kleines Gehirn«. Dieses intrakardiale Nervensystem spielt eine wichtige Rolle bei der Regulierung der Herztätigkeit, weil es dem Herzen ermöglicht, lokale Störungen selbst zu korrigieren. Mit anderen Worten: Das Herz lässt sich nicht vollständig vom Gehirn kontrollieren.

WENN DAS GEHIRN EINEN ANFALL ERLEIDET

Das Herz hat einen Herzinfarkt, das Gehirn einen Schlaganfall. Die Ursache ist in beiden Fällen eine Störung der Blutversorgung. Im ersten Fall führt die Verstopfung der Herzkranzarterie zu einer teilweisen Zerstörung des Herzmuskels, im zweiten Fall sind zwei Ursachen möglich: Entweder wandert ein Blutgerinnsel, das sich häufig im Herzen bildet, ins Gehirn, oder eine Hirnarterie verstopft aufgrund von Arteriosklerose allmählich, wodurch das Hirnareal an Sauerstoffmangel leidet. Hier spricht man vom *ischämischen Schlaganfall*. Wenn ein geschwächtes oder beschädigtes Gefäß im Gehirn reißt und eine Blutung verursacht, spricht man von einem *hämorrhagischen Schlaganfall*.

Die *transitorische ischämische Attacke* (TIA) ist eine Beeinträchtigung der Gehirnfunktion, die in der Regel weniger als eine Stunde andauert und auf eine vorübergehende Unterbrechung der Blutzufuhr zum Gehirn zurückzuführen ist. Das Gegenstück beim Herzen ist die *Angina Pectoris*. Bei einer TIA ist eine Untersuchung im Krankenhaus unbedingt notwendig. Bei einem Schlaganfall ist eine unverzügliche Einlieferung lebenswichtig, denn eine erfolgreiche Behandlung ist nur innerhalb von vier Stunden nach dem Ereignis möglich.

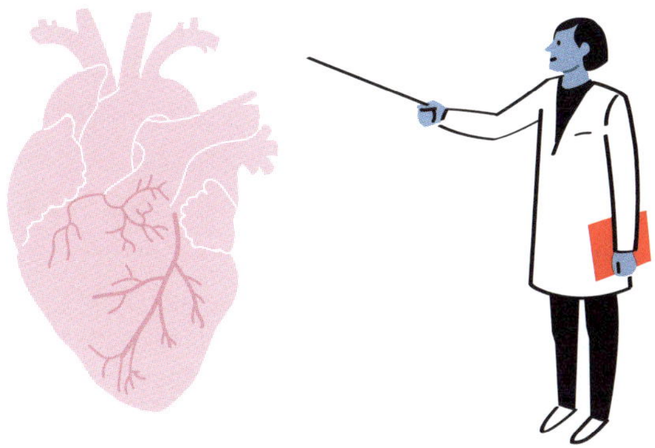

EIN GEHIRN VERSCHENKEN

Wenn unser Herz rast oder wenn uns warm ums Herz wird, dann fühlen wir genau genommen nur, was unser Gehirn befiehlt. Darum sollte man eigentlich zum Valentinstag kein Herz, sondern lieber ein Gehirn verschenken. Aber Vorsicht: Liebe lässt sich nicht auf ein bestimmtes Hormon oder ein bestimmtes Gehirnzentrum reduzieren. Unsere Gedanken, Erfahrungen und Emotionen, zu denen auch das Gefühl der Liebe gehört, sind das Ergebnis von Verbindungen, die in einem komplexen Prozess entstehen. Wir verstehen ihn noch nicht, denn bisher wissen wir über die Liebe und unser Denken und Fühlen im Allgemeinen viel zu wenig.

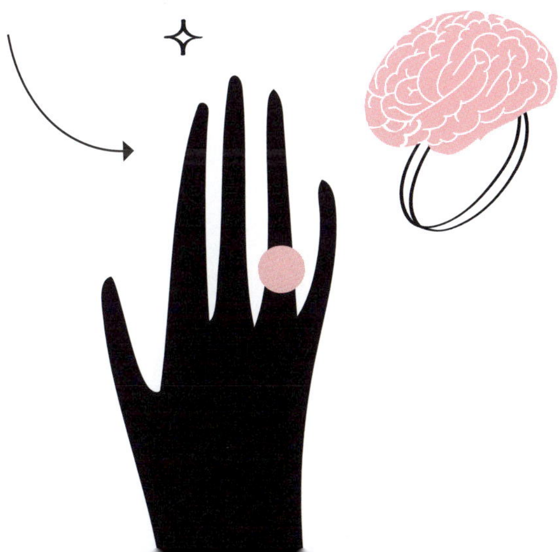

WOHER KOMMT DAS BEWUSSTSEIN?

PHILOSOPHEN UND FORSCHER

Lange Zeit haben sich Wissenschaftler nicht mit dem Bewusstsein beschäftigt, weil sie keine Anhaltspunkte hatten, um sein Geheimnis zu entschlüsseln. Stattdessen wurden über dieses Thema philosophische, metaphysische und esoterische Debatten geführt. Sie folgten ihrer eigenen Logik, weil sie nicht auf konkreten Experimenten basierten. Erst mit dem Aufkommen von Technologien zur Erforschung des Gehirns fand das Bewusstsein seinen Platz in der Welt der Wissenschaft.
Das Zusammenwirken verschiedener Disziplinen ist dabei von entscheidender Bedeutung. Ein Neurowissenschaftler, ein Philosoph, ein Arzt, ein Biologe oder ein Ingenieur werden jeweils unterschiedliche Definitionen für das Bewusstsein haben. Schon daran zeigt sich, wie wenig wir erst über das Thema wissen. Und dieses geringe Wissen müssen wir auch berücksichtigen, wenn wir das Phänomen Bewusstsein besser verstehen wollen.

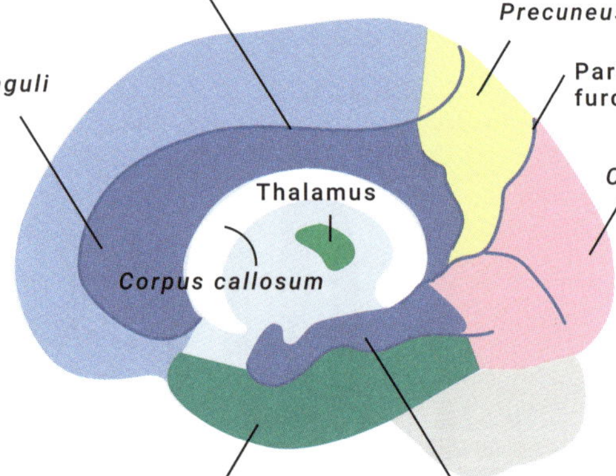

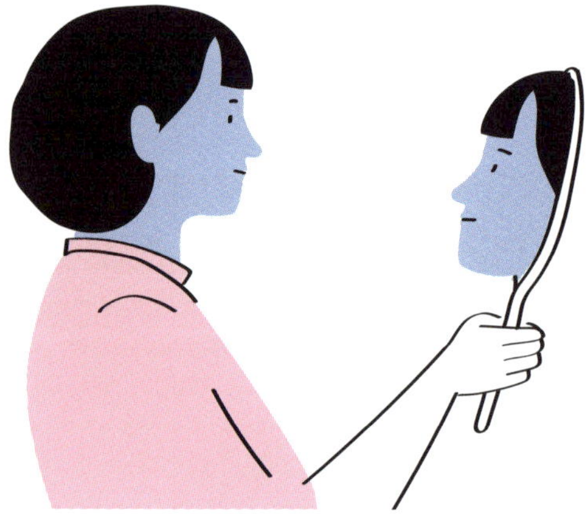

ZWEIERLEI BEWUSSTSEIN

Es gibt keinen einzelnen Bereich des Gehirns, der das Bewusstsein beherbergt, sondern zwei Netzwerke. Diese bilden die Grundlage für zwei Arten von Bewusstsein, die im Widerstreit miteinander stehen. Das erste ist das Bewusstsein der Außenwelt, das auf den Sinnen und der Wahrnehmung beruht und im Stirn-, Schläfen- und Seitenbereich des *lateralen Kortex* verortet ist. Das zweite ist das Bewusstsein der eigenen Innenwelt, die innere Stimme, die mentalen Bilder, die Gedanken. Dieses ist im präfrontalen Kortex, im *Gyrus cinguli* und im *Precuneus* angesiedelt. Wenn Sie das eine bevorzugen, vernachlässigen Sie das andere. Beide benötigen jedoch ein gemeinsames Element: Um bewusst zu sein, muss man wach sein.
Beim Menschen setzt die Selbstwahrnehmung etwa im Alter von 15 Monaten ein. Die bewusste Selbstwahrnehmung, also das Wissen um sich selbst als Person in einem sozialen oder kulturellen Umfeld, entsteht aber erst im Alter von etwa vier Jahren.

ICH FÜHLE, ALSO BIN ICH

Der Wiener Begründer der Psychoanalyse, Sigmund Freud, stellte das Bewusstsein als den Ort der rationalen Gedanken und Emotionen und das Unbewusste als den Ort des Irrationalen dar. Heutige Kognitionspsychologen haben Freuds Ansatz jedoch neu überdacht.
Sie zeigen, dass beide Arten von Prozessen zusammenwirken, um den Anforderungen unserer Art gerecht zu werden. Dabei geht es um die Anforderungen unserer steinzeitlichen Vorfahren, die Mammuts jagen mussten, um zu überleben, aber auch um die Anforderungen der mittelalterlichen Ritter, die bei Reitturnieren gegeneinander antraten, oder die Anforderungen von Händlern, die an der Börse versuchen, Aktien zum besten Zeitpunkt zu kaufen und zu verkaufen. Wir sind also nicht nur, was wir sind, weil wir denken, sondern auch weil wir fühlen.

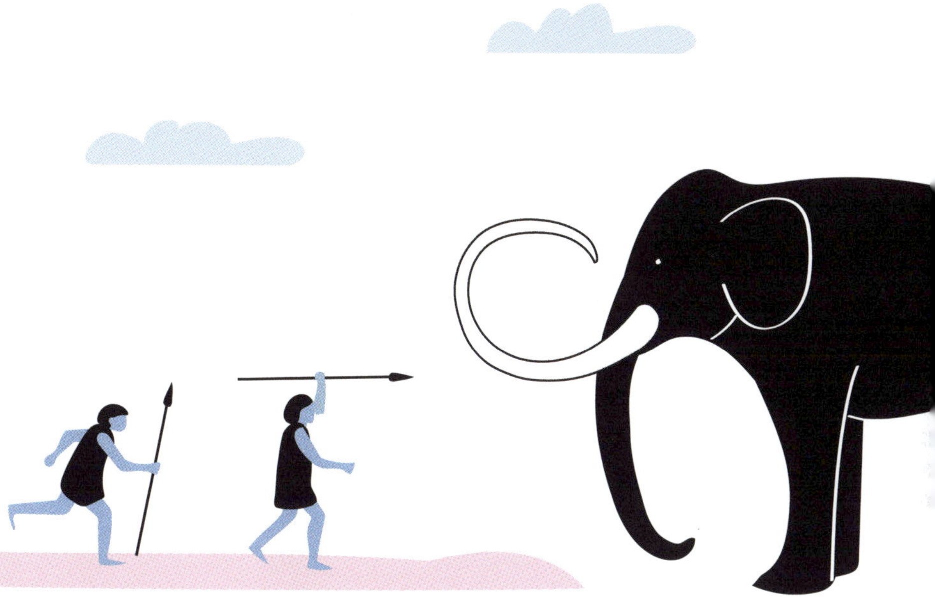

LÄSST SICH BEWUSSTSEIN MESSEN?

Als die spanischen Eroberer bei ihrer Ankunft in der Neuen Welt auf Ureinwohner trafen, sollen sie sich gefragt haben, ob diese einen Geist, ein Bewusstsein oder eine Seele besäßen, die man zum Christentum bekehren könnte. Man entschied sich für einen Test: Die Eroberer versuchten festzustellen, ob die Ureinwohner Humor besaßen, denn ein humorvolles Wesen ist zwangsläufig intelligent und hat somit ein Bewusstsein. Sie führten also lustige Possen auf, konnten die Ureinwohner aber nicht zum Lachen bringen. Doch als die Schlussfolgerung klar zu sein schien, löste der Sturz eines Offiziers allgemeine Heiterkeit aus. Mehr als fünfhundert Jahre später kann man zwar die verschiedenen Gehirnaktivitäten messen, aber die Frage, ob und wie man Bewusstsein messen kann, bleibt weiterhin bestehen.

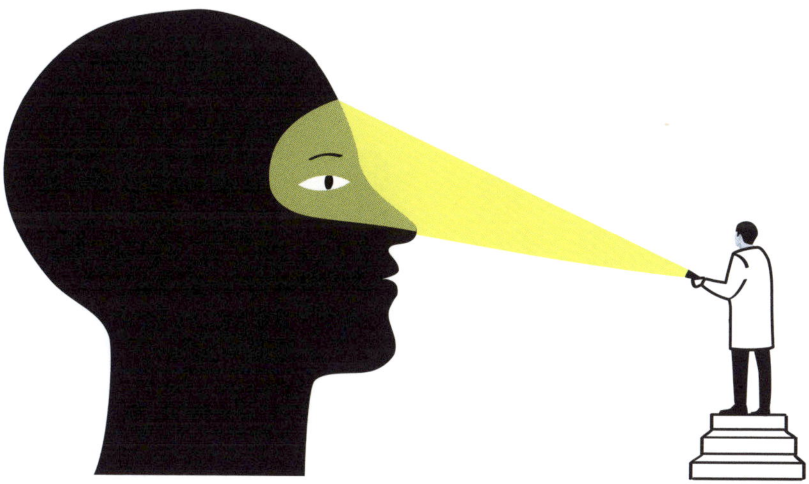

HABEN TIERE EIN BEWUSSTSEIN?

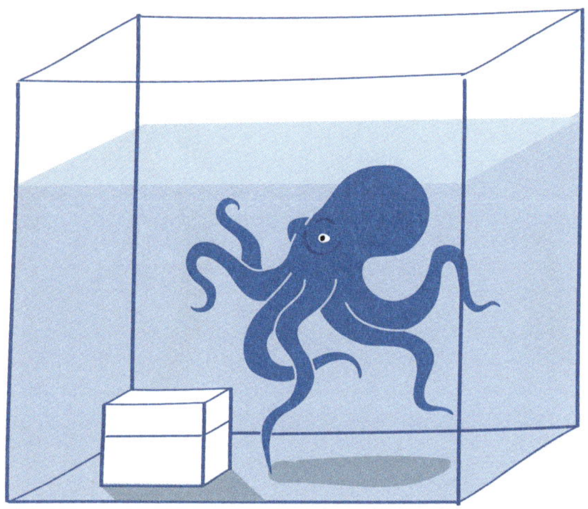

LERNEN UND ENTSCHEIDEN

Lange Zeit herrschte eine anthropozentrische Sichtweise vor, die den Menschen als überlegenes Wesen ansah, das als einziges über ein Bewusstsein verfügt. Tiere wurden auf Wesen reduziert, die nur von ihren Instinkten gesteuert werden und nur reflexartige, unbewusste, automatische oder konditionierte Verhaltensweisen zeigen. Viele neuere wissenschaftliche Beobachtungen deuten aber in eine ganz andere Richtung.

Krähen wurden dabei beobachtet, wie sie einen Haken in das Ende eines Eisendrahts bogen, um einen kleinen Eimer mit Körnern aus einem Rohr zu heben. In einem anderen Experiment wurde ein »wilder« Oktopus in ein Aquarium gesetzt. Daneben befand sich ein weiteres Aquarium mit Zugang zu drei Kästen. Im zweiten Aquarium lebte ein Oktopus, der wusste, wie er an das Futter gelangte. Der wilde Oktopus beobachtete seinen Artgenossen eine Weile und kopierte dessen Verhalten dann. Die Fähigkeit, Werkzeug herzustellen, Sachverhalte zu analysieren oder Entscheidungen zu treffen, ist also nicht ausschließlich eine menschliche Eigenschaft.

DIE CAMBRIDGE DECLARATION

Im Juni 2012 wurde während einer Reihe von Konferenzen zum Thema Bewusstsein an der Universität Cambridge eine gemeinsame Erklärung unterzeichnet: die Cambridge Declaration on Consciousness. Die Erklärung wurde von Neurowissenschaftlern, darunter auch der Autor, in Anwesenheit von Stephen Hawking unterzeichnet. Sie fordert anzuerkennen, dass viele Tiere ein Bewusstsein besitzen, und stützt sich dabei auf die zahlreichen Belege in der Literatur, die die Fähigkeit von Tieren vorweisen, ihre eigene Existenz und die Welt um sie herum wahrzunehmen.

Sieben Jahre später wurde sie durch die Erklärung von Toulon ergänzt, die dem Tier eine Rechtspersönlichkeit verlieh. Es bleibt jedoch noch viel zu tun, um unser Wissen über die Neurologie des Bewusstseins auch dafür einzusetzen, dass die Lebensbedingungen von Tieren in unserer Industriegesellschaft verbessert werden.

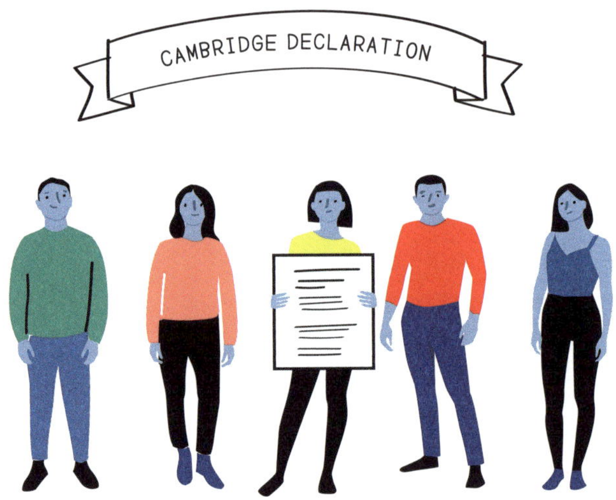

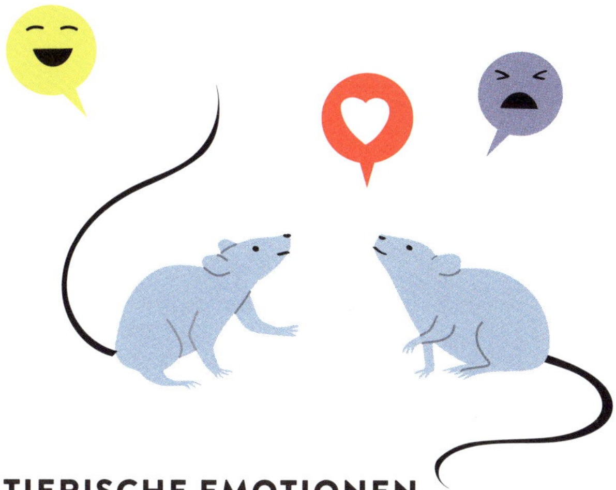

TIERISCHE EMOTIONEN

Lange Zeit war es tabu, im Zusammenhang mit Tieren von Emotionen, Leid oder Bewusstsein zu sprechen. Zahlreiche Studien belegen jedoch, dass Tiere durchaus zu Emotionen in der Lage sind. So ist es möglich, eine Ratte zum Lachen zu bringen, indem man ihr den Rücken krault oder sogar das entsprechende Hirnareal elektrisch stimuliert. Außerdem zeigen Experimente an Mäusen, dass diese Empathie zeigen und den Schmerz eines Artgenossen, mit dem sie den Käfig teilen, wahrnehmen können. Andere Studien an Ratten haben eine Form der Hilfsbereitschaft nachgewiesen: Sie öffneten den Käfig anderer Ratten, die neben ihnen eingesperrt waren.

Sicherlich darf man tierisches Verhalten nicht überinterpretieren oder Tieren menschliche Eigenschaften zuweisen. Dennoch konnten Forscher eine Ausdrucksskala für Mäuse entwickeln, indem sie deren spontane Reaktionen maßen. Sie ähneln den Ausdrücken, die man bei vergleichbaren Schmerzzuständen beim Menschen beobachten kann. Affen und Delfine, die in Studien Objekte oder Geräusche erkennen sollten, bot man die Möglichkeit, eine »Ich weiß nicht«-Taste zu verwenden, und sie reagierten ähnlich wie Menschen. Die Möglichkeit, zu zweifeln oder auszudrücken, dass man etwas nicht weiß, könnte ein Zeichen bewusster Intelligenz sein.

SPIEGLEIN, SPIEGLEIN

In den 1970er-Jahren suchte Gordon Gallup Jr. nach einer Möglichkeit, das Bewusstsein von Tieren zu messen, und entwickelte zu diesem Zweck den Spiegeltest. Er brachte auf der Stirn schlafender Schimpansen einen roten Fleck an. Wenn die Tiere aufwachten, brachte er sie vor einen Spiegel, damit sie sich selbst betrachten konnten. Die Affen sahen in den Spiegel und berührten dann den roten Punkt auf ihrer Stirn. Dies war der Beweis dafür, dass sie sich selbst erkannten und somit ein Selbstbewusstsein hatten.

Ähnliche Experimente wurden seitdem mit Elefanten, Elstern und sogar Delfinen durchgeführt, wobei letztere mehr Zeit vor dem Spiegel verbrachten, nachdem man ihnen einen Tintenfleck in die Mitte ihrer Stirn gesetzt hatte. Beim Menschen funktioniert dieser Test auch, aber erst ab einem Alter von einem bis eineinhalb Jahren. Hunde, Katzen oder Papageien haben den Test bisher noch nicht bestanden.

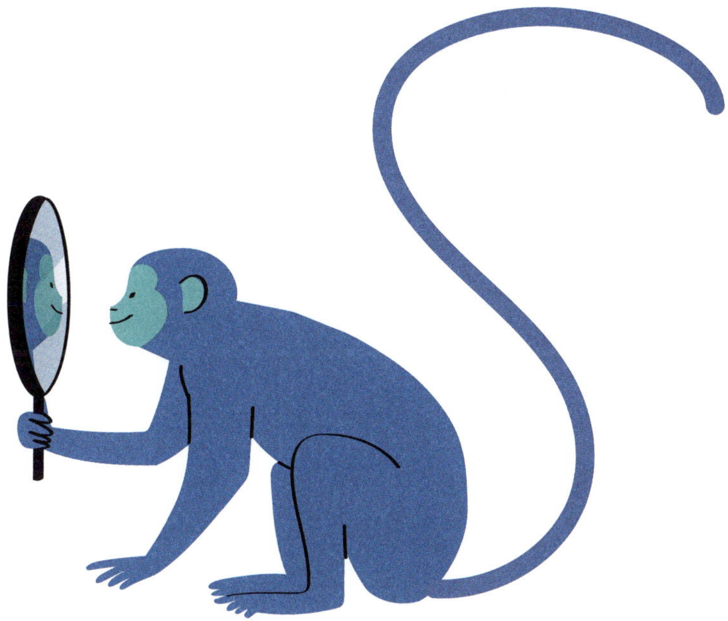

EMOTIONEN
UND KOGNITIVE FÄHIGKEITEN

IM GEHIRN EINES BUDDHISTISCHEN MÖNCHS

MEDITATION UND GEHIRN

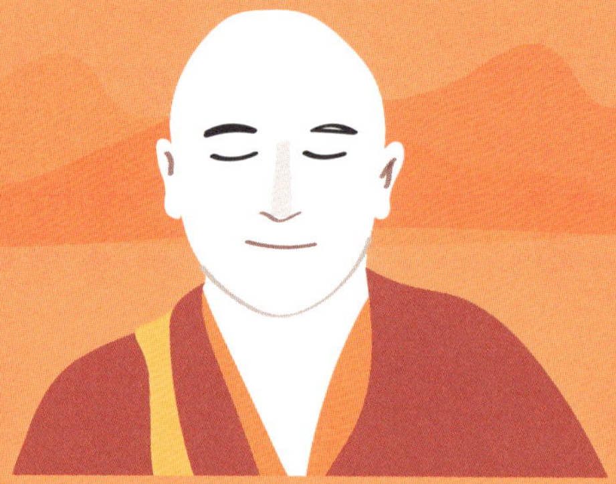

MATTHIEU RICARD

Matthieu Ricard, geboren am 15. Februar 1946, wurde nach seiner Promotion in Genetik buddhistischer Mönch. Er lebt hauptsächlich in Nepal und ist offizieller Übersetzer und Dolmetscher des Dalai Lama für die französische Sprache. Er ist außerdem aktives Mitglied des Mind and Life Institute, das die Funktionsweise des Geistes erforscht, um das innere Leiden zu verringern.

WAS LEHRT UNS SEIN GEHIRN?

Durch die Kombination mehrerer Techniken der Gehirnforschung konnte man feststellen, dass das Gehirn von Menschen, die regelmäßig meditieren, einige Besonderheiten aufweist: So nimmt die graue Substanz in den Bereichen der Aufmerksamkeit (*anteriorer cingulärer Kortex*), der inneren und emotionalen Regulation (frontaler Teil des Inselkortex) und des Gedächtnisses (Hippocampus) zu.
Außerdem ist eine Zunahme der Gehirnverbindungen zwischen den beiden Hemisphären zu beobachten (Zunahme der weißen Substanz und des *Corpus callosum,* das unsere beiden Gehirnhälften verbindet), wodurch ein besserer Austausch zwischen den beiden Gehirnhälften ermöglicht wird. Mit anderen Worten: Vergleicht man die Gehirnverbindungen mit einem Autobahnnetz, so verfügt Matthieu Ricards Autobahn sowohl über eine höhere Anzahl an Fahrspuren als auch über eine bessere Kontrolle des Verkehrs.

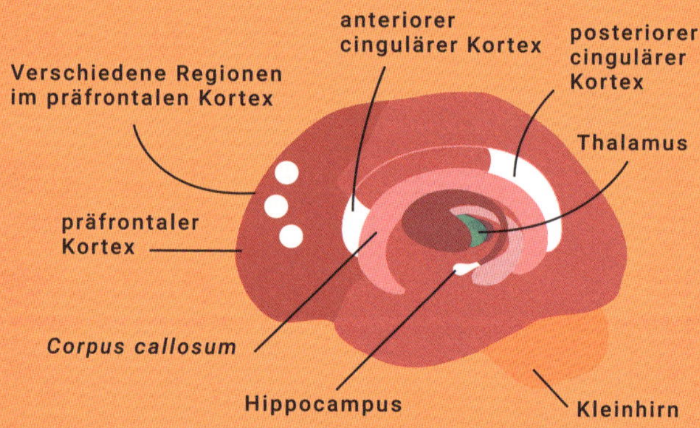

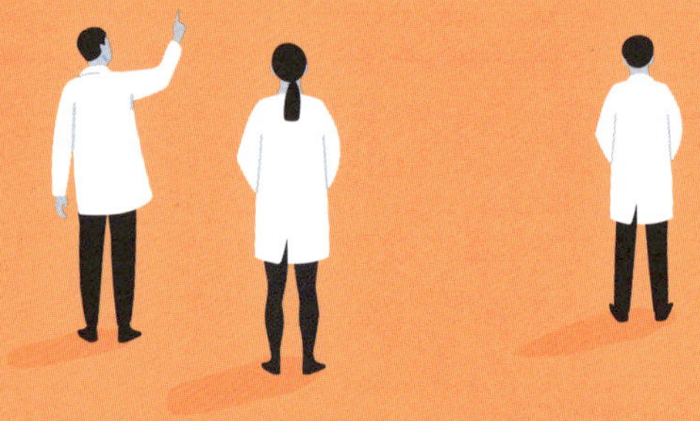

Bereiche, die während der Meditation aktiviert werden

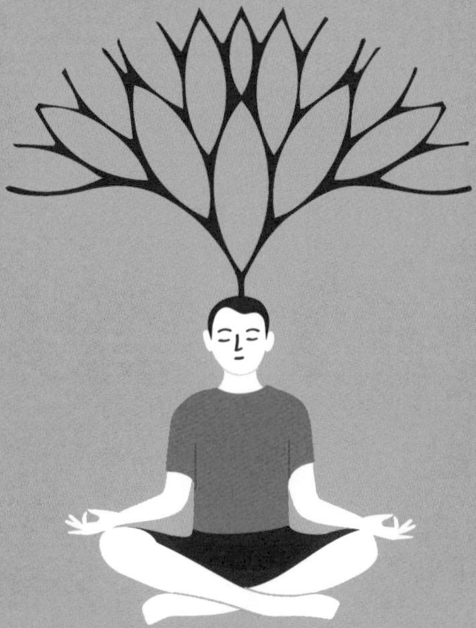

VORTEILE DER MEDITATION

Die Entwicklung unseres Gehirns wird teilweise durch unsere Erfahrungen beeinflusst. Bestimmte Ereignisse in den ersten Lebensjahren wirken sich direkt auf die Struktur unseres Gehirns aus. Kinder, die in einer stressigen Umgebung aufwachsen, zeigen manchmal ein weniger entwickeltes Gehirn. Glücklicherweise gibt es Techniken wie Meditation, mit denen die Gehirnentwicklung positiv beeinflusst werden kann. Eine Studie mit Anfängern zeigt, dass sich die Gehirnnetzwerke je nach Art der Meditation verändern und dass die graue Substanz in der rechten Amygdala abnimmt, was bedeutet, dass der Stress reduziert und die Widerstandsfähigkeit erhöht werden.

WAS GESCHIEHT BEI DER MEDITATION?

Meditation bedeutet nicht, an nichts zu denken. Es geht vielmehr darum zu lernen, seine Gedanken, Wahrnehmungen und Gefühle zu beobachten, ohne sie festzuhalten. Meditation hat mit Achtsamkeit zu tun, also damit, sich bewusst dem gegenwärtigen Moment zuzuwenden, wenn unsere Gedanken an die Vergangenheit oder die Zukunft zu viel Platz in unserem Kopf einnehmen. Meditationsübungen aktivieren verschiedene Netzwerke im Gehirn und ermöglichen es nach mehrmaligem Wiederholen, ein höheres und stabileres Niveau an Aufmerksamkeit und Konzentration aufrechtzuerhalten. Während der Meditation vollzieht sich ein kognitiver Zyklus aus vier Phasen:

1. Die Gedanken schweifen ab. Das Netzwerk des Bewusstseins der inneren Welt oder der »Standardmodus« greift ein. Er nutzt Gehirnbereiche, die im Ruhezustand aktiv sind (wenn das Gehirn nicht auf äußere sensorische Ereignisse konzentriert ist): den *medialen präfrontalen Kortex*, den *Gyrus cinguli* und den *Precuneus*.
2. Die Person bemerkt, dass ihre Gedanken abschweifen. Das Neuronennetzwerk für »Auffälligkeit« wird aktiviert. Die Hirnareale, die bei einem neuen oder aufmerksamkeitswürdigen Ereignis eingreifen, treten in Aktion: Inselkortex und *anteriorer cingulärer Kortex.*
3. Fokussierung der Aufmerksamkeit. Die Person konzentriert sich wieder auf den Atemrhythmus oder das Objekt, auf das ihre Aufmerksamkeit gerichtet ist: Der *dorsolaterale präfrontale Kortex* und der *inferiore Scheitellappen* sind aktiv.
4. Aufrechterhaltung der Aufmerksamkeit: Nur der *dorsolaterale präfrontale Kortex* ist aktiv.

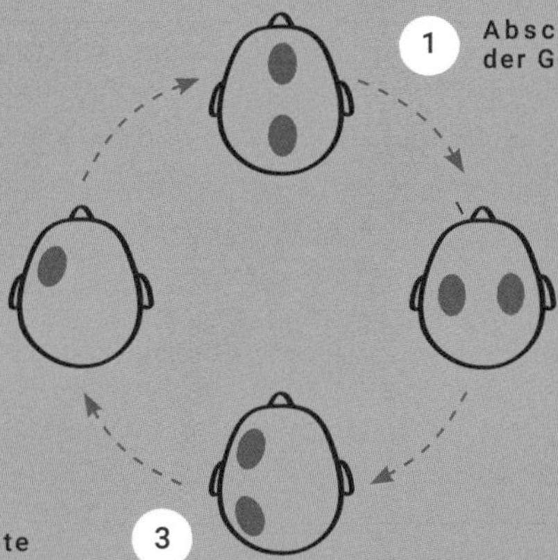

ALTERT UNSER GEHIRN?

DIE PLASTIZITÄT DES GEHIRNS

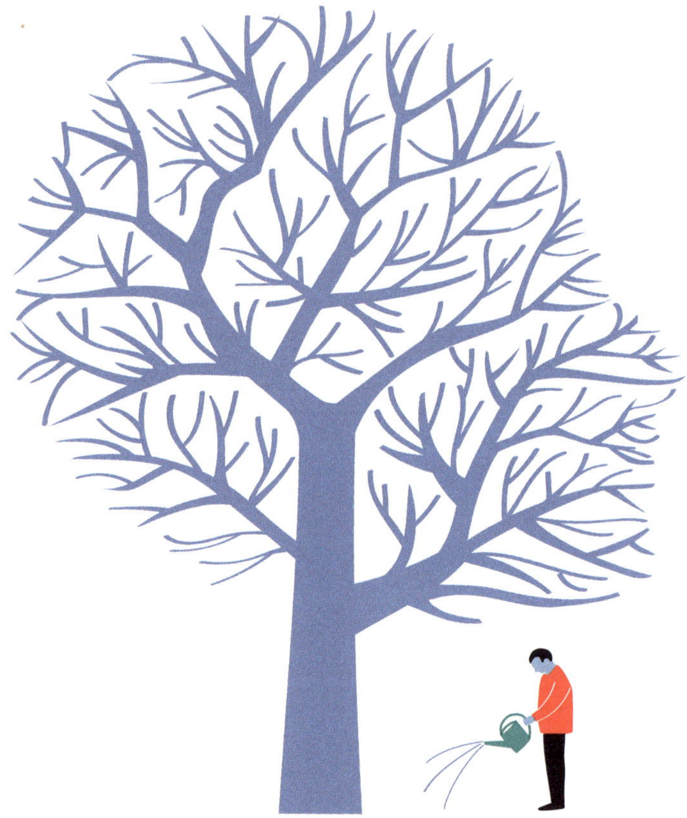

DAS DYNAMISCHE GEHIRN

Unser Gehirn ist immer aktiv. Durch die Verbindungen, die es zwischen seinen Neuronen herstellt, bezieht es alle unsere Lebens- und Lernerfahrungen ein. Diese Verbindungen sind dynamisch und entwickeln sich mit der Zeit. Je nachdem, wie sie genutzt und stimuliert werden, verstärken sich manche und andere nicht. Diese Fähigkeit der neuronalen Netzwerke im Gehirn, sich durch Wachstum oder Lernen oder nach einer Verletzung zu verändern, wird als Gehirnplastizität (oder Neuroplastizität) bezeichnet. Diese organisatorischen Veränderungen finden auf der Ebene der Synapsen, der Neuronen und des kortikalen *Remappings* statt.
Dieser dynamische Mechanismus, der von genetischen oder epigenetischen Faktoren (Anpassung des genetischen Ausdrucks an die Umwelt) abhängt, verändert unser Gehirn ständig und ermöglicht ihm, sich permanent anzupassen. Dank der Plastizität kann sich ein geschädigtes Gehirn daher neu organisieren, um seine Funktionsfähigkeit so gut wie möglich zu erhalten.
Diese Plastizität lässt sich pflegen. Wichtige Elemente zur Stärkung des Gehirns sind, aktiv zu bleiben, gut zu schlafen, sich körperlich zu betätigen und soziale Kontakte zu pflegen.

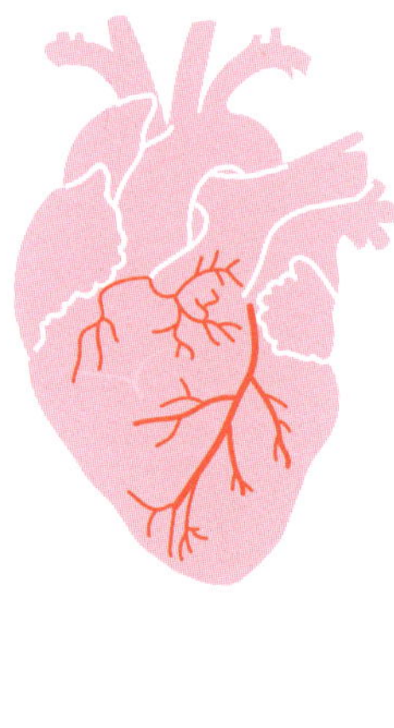

GESUNDE ARTERIEN

Das Gehirn verbraucht viel Energie und muss ständig mit Blut versorgt werden. Wenn es altert, liegt das auch daran, dass unsere Arterien altern und das Blut weniger effizient transportieren. Wer gut für sein Gehirn sorgen will, muss also vor allem auf die Gesundheit seiner Arterien achten.
Rauchen, Bewegungsmangel, Bluthochdruck, Stress sowie Diabetes oder ein erhöhter Cholesterinspiegel sind Faktoren, die sich negativ auf das Herz-Kreislauf-System auswirken und zur vorzeitigen Alterung des Gehirns beitragen.

VERFALLSDATUM

Jahrzehntelang glaubte man, dass der Mensch mit einem »neuronalen Kapital« geboren wird, das im Lauf seines Lebens nur noch abnimmt. Doch 1998 revolutionierte eine Studie die Neurowissenschaft: Unser Gehirn besitzt in seinem Inneren Zentren für die Produktion von Neuronen – die Stammzellnischen. Sie enthalten Stammzellen, die in der Lage sind, täglich fast 700 Neuronen zu produzieren. Das entspricht einer jährlichen Erneuerung von fast zwei Prozent unserer Neuronen und der Rückgang ist im Alter nur gering. Diesen Erneuerungsprozess nennt man Neurogenese. Sie spielt auf der Ebene des Hippocampus eine Rolle bei Lern- und Gedächtnisprozessen.

Unser Gehirn verfällt also nicht. Besser noch: Durch die Entdeckung dieser Stammzellen ergeben sich neue, vielversprechende Forschungsfelder und neue Perspektiven für neurologische Behandlungen.

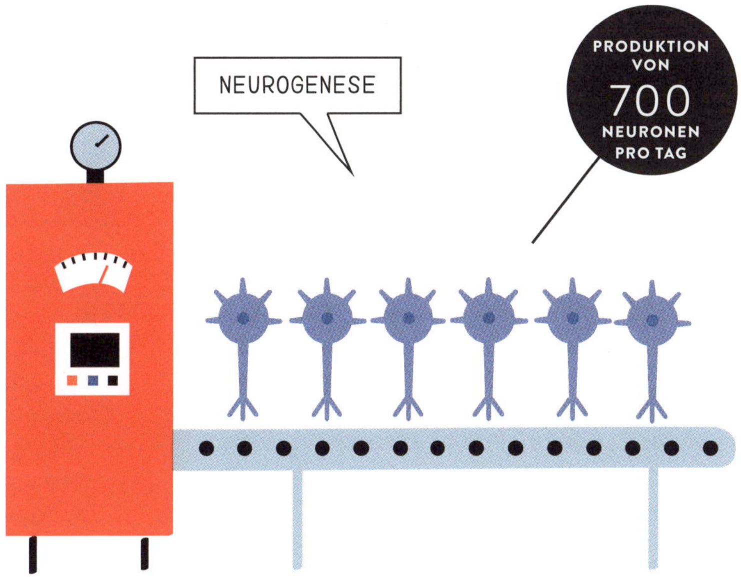

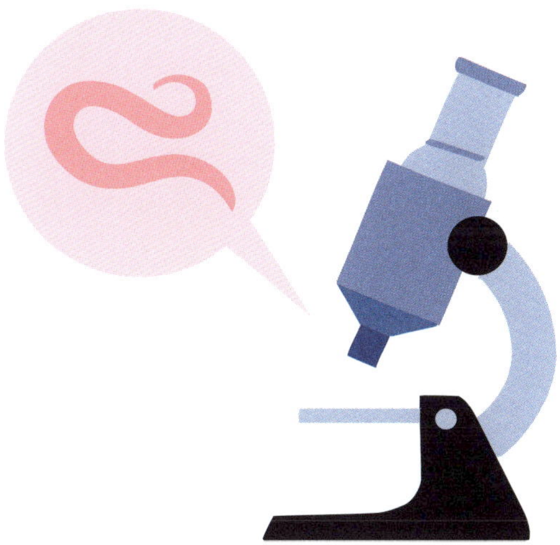

EIN WURM GEGEN DAS ALTERN

Sein Name ist *Caenorhabditis elegans* und er könnte für die Wissenschaft einer der größten Trümpfe bei der Erforschung des Alterns sein. Der kleine Wurm besitzt weniger als 1000 Zellen (der Mensch hat 724 Billionen), darunter 302 Neuronen (unser Gehirn enthält 86 Milliarden, das Darmhirn etwa 500 Millionen). Der genetische Code des Wurms ist vollständig entschlüsselt und mit seinem Lebenszyklus von nur drei Wochen eignet er sich hervorragend für Studien im Labor.

Das Unglaublichste ist, dass *C. elegans*, wie er von Eingeweihten genannt wird, trotz seiner festen Anzahl an Neuronen Mechanismen der Plastizität, des Lernens und des Gedächtnisses zeigt. Dank ihm kann man also die molekularen Grundlagen der Gehirnplastizität im Detail untersuchen und verstehen, wie verschiedene Faktoren, darunter auch der Alterungsprozess, diese beeinflussen.

GENETIK UND GEHIRN

ÄHNELT MEIN GEHIRN DEM MEINER ELTERN?

DAS INTELLIGENZGEN

Gegen Einsendung einer Speichelprobe und Bezahlung einer Gebühr bieten Unternehmen an, die DNA ihrer Kunden zu sequenzieren und ihnen mitzuteilen, wie intelligent sie sind. Wenn man Intelligenz überhaupt messen kann, würde das auch bedeuten, dass sie genetisch bedingt ist.
Es wurden bereits zahlreiche Studien durchgeführt, bis hin zur Sequenzierung von Hochbegabten. Zeitweilig nahm man an, knapp 50 Intelligenzgene gefunden zu haben. Eine 2018 veröffentlichte Studie hat jedoch mehrere Tausend weitere aufgedeckt. Daraus kann man schließen, dass sich Intelligenz nicht an einem einzelnen Gen oder einer klar umrissenen Gruppe festmachen lässt. Die Entwicklung des Gehirns und seiner kognitiven Fähigkeiten hängt zu einem großen Teil von den individuellen Erfahrungen ab.

SUCHE NACH SCHLÜSSELGENEN

Es ist zwar bekannt, dass das Gehirn ständig Tausende von Informationen und Sinneseindrücken integriert und synchronisiert, doch die genetischen und molekularen Grundlagen dieser Prozesse sind noch weitgehend unerforscht.
Eine offene Datenbank bietet der wissenschaftlichen Gemeinschaft die Möglichkeit, den genetischen Ausdruck in den Gehirnzellen genau zu analysieren und zu kartieren. Konkret geht es darum, in großen Populationen die Genexpression in Gehirnzellen zu untersuchen und diese Expression mit Bildgebungsdaten zu verknüpfen. Ziel ist es, Gene zu identifizieren, deren Ausdruck beispielsweise bei einer psychischen Erkrankung Abweichungen zeigt. Es ist jedoch noch nicht möglich, bei einem einzelnen Individuum ein Schlüsselgen für eine Erkrankung zu bestimmen.

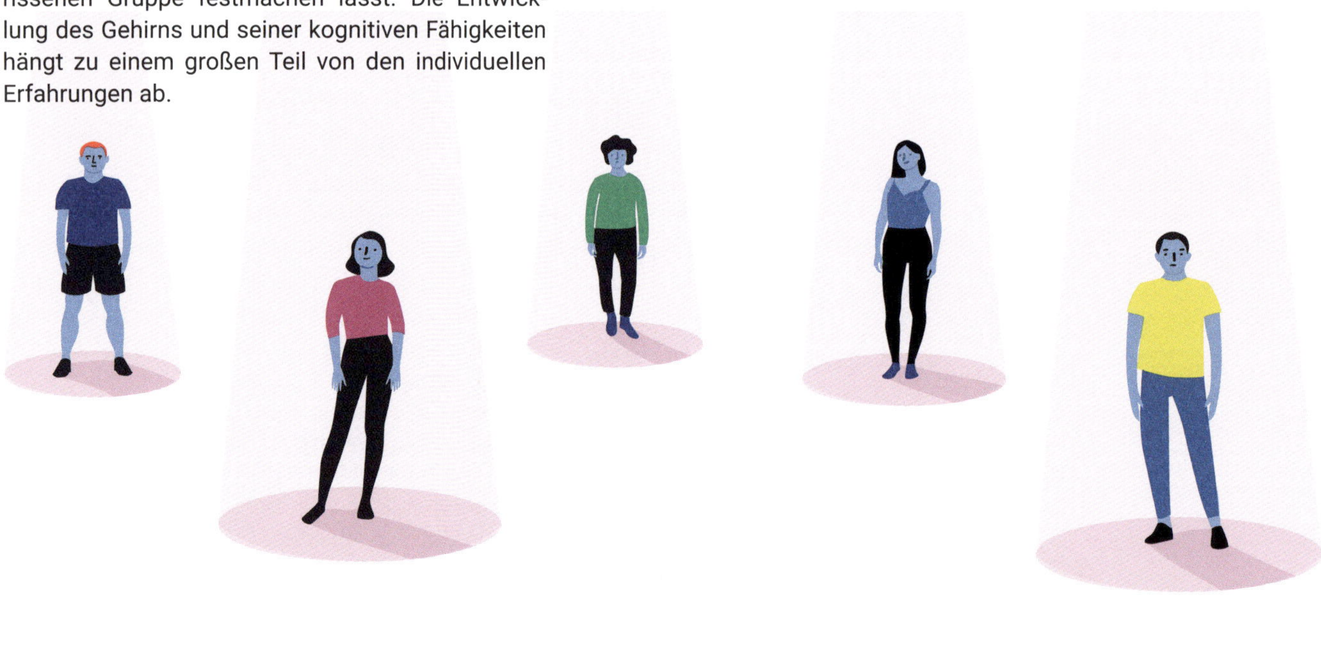

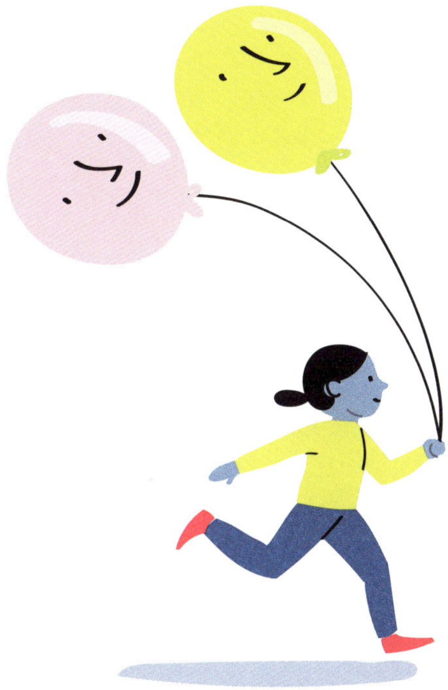

GLEICHE GENE, ANDERES GEHIRN

Eine Studie an eineiigen Zwillingsschwestern hat gezeigt, dass die Entwicklung der Persönlichkeit und der kognitiven Fähigkeiten nur in geringem Maß biologisch bedingt ist. Die beiden Zwillinge hatten völlig unterschiedliche, ja sogar gegensätzliche Lebenswege und entwickelten ebenso einzigartige Charaktere. Dieses Beispiel ist kein Einzelfall. Viele eineiige Zwillinge, die das gleiche genetische Material haben, leben unterschiedlich und haben unterschiedliche Vorlieben. Es scheint also, dass unser Gehirn nicht einfach eine genetische Mischung der elterlichen Erbmasse ist. Vielmehr hat die Epigenetik einen großen Einfluss. Erlebnisse und Lebenserfahrungen verändern die Gene nicht, aber sie beeinflussen die Art und Weise, wie sie zum Ausdruck kommen, und führen so zu unterschiedlichen Verhaltensweisen.

GANZ ANDERS

Lange Zeit ging man davon aus, dass unsere Zellen über das gleiche Genom verfügen. Wie immer in der Biologie scheint es aber nicht so einfach zu sein. Forschungen haben gezeigt, dass es auch innerhalb eines Gewebes zu genetischen Abweichungen kommen kann. So weisen im Gehirn einige Neuronen erhebliche Variationen in der Genexpression auf.
Neben dieser Variation des genetischen Materials von einem Neuron zum anderen besitzen die Neuronen noch eine weitere Fähigkeit: Sie können ihre genetische Information neu gestalten. Die genetische Information ist in unserer DNA enthalten. Aber die DNA, die im Zellkern geschützt ist, muss in RNA (Ribonukleinsäure) umgewandelt werden, damit ihre Information weitergegeben werden kann. In den Neuronen gibt es einen umgekehrten Mechanismus: Ein Enzym ist in der Lage, die RNA in DNA umzuwandeln. Und die so produzierte DNA kann das genetische Programm der Neuronen direkt verändern. Dieser Mechanismus könnte wiederum die Plastizität des Gehirns erhöhen. Dies ist ein weiteres Argument dafür, dass nichts von vornherein feststeht.

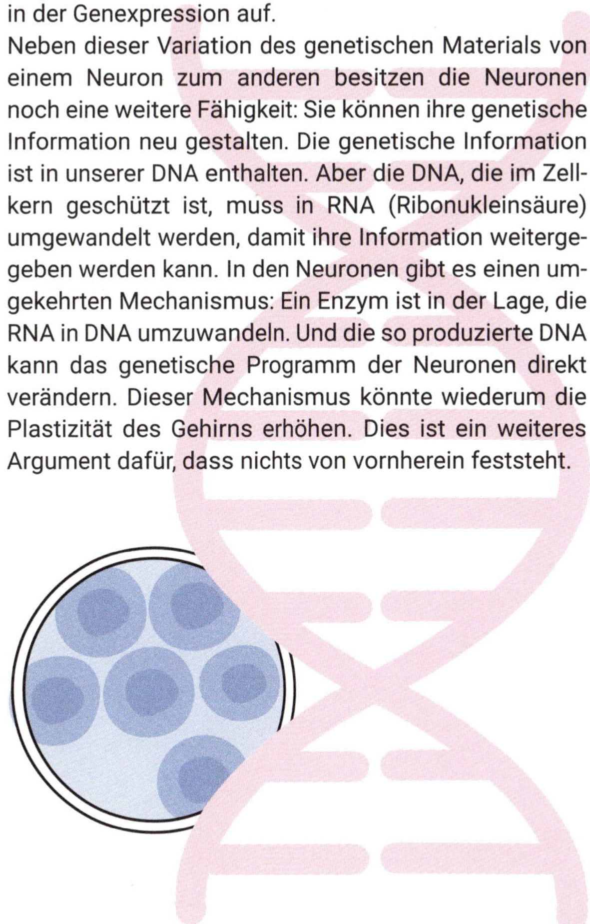

IM GEHIRN EINES ASTRONAUTEN

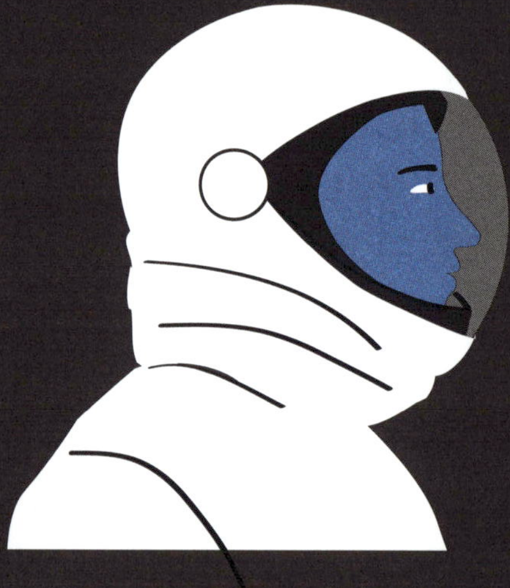

UNTER DRUCK

Die Raumfahrt ist nicht ungefährlich. Studien an Astronauten (auch in meinem Labor) haben gezeigt, dass manche Symptome noch mehrere Monate nach ihrer Rückkehr zur Erde anhalten. Das Fehlen der Schwerkraft hat mehrere Auswirkungen auf den menschlichen Körper. Die erste und offensichtlichste ist eine Veränderung der Verteilung der Körperflüssigkeiten, die nun nicht mehr in die Füße, sondern in den Kopf geleitet werden.

Im Schädel betrifft dies vor allem die Gehirnflüssigkeit, deren Volumen zunimmt, was zu einem erhöhten Innendruck führt. Das hat zur Folge, dass mehrere Areale an Volumen verlieren, insbesondere der frontale und der temporale Kortex, die für Planung, Bewegung, Gedächtnis, Sehen oder Hören wichtig sind. Durch den Druck wird auch der Augapfel abgeflacht und der Sehnerv schwillt an, was das Sehvermögen des Astronauten beeinträchtigt.

Zu dem erhöhten Innendruck kommen noch Wahrnehmungsprobleme hinzu. Das Gehirn steuert den Körper normalerweise auf der Grundlage von Informationen, die es insbesondere vom Gleichgewichtsorgan im Innenohr erhält. Im Raum verliert das Innenohr den Sinn für die Vertikale und es entsteht ein Widerspruch zwischen den Informationen, die es liefert, und denen, die die Augen geben. Dies führt zur Raumkrankheit, die mit der Seekrankheit vergleichbar ist.

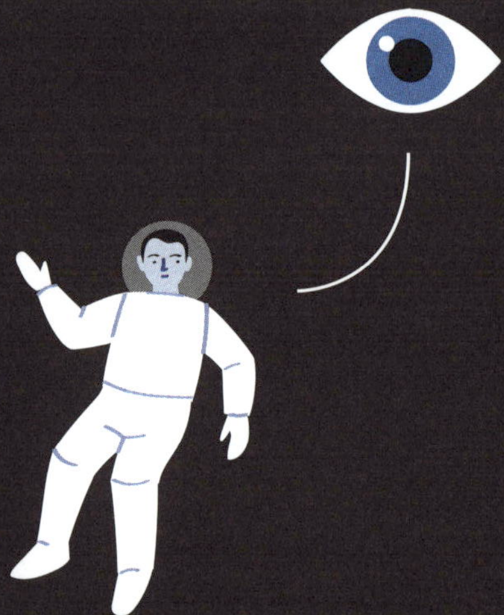

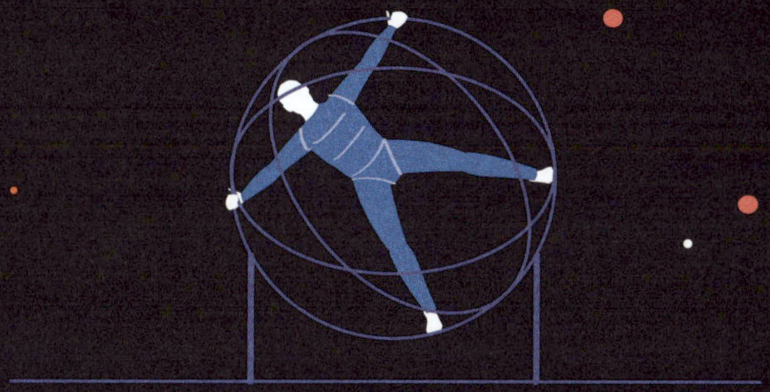

NEUE VERBINDUNGEN

Bei fehlender Schwerkraft kommt es zu einer Verdickung eines Bereichs der Hirnrinde, der mit für die Steuerung der Beinbewegung zuständig ist.
Die Beine, die es gewohnt sind, das Körpergewicht zu tragen und sich fortzubewegen, werden im Raum nicht mehr gebraucht. Das Gehirn verändert dann die Verbindungsnetze, um die Beine wieder zu spüren und ihre Bewegung an die neue Umgebung anzupassen.
Dies ist ein Mechanismus der Plastizität: Es werden neue Verbindungen geschaffen, die zu einer Vergrößerung des betroffenen Bereichs im Gehirn führen. Nach der Rückkehr auf die Erde muss der Astronaut sein altes Netzwerk wieder aktivieren, um normal laufen zu können.

STRAHLUNG UND ISOLIERUNG

Wenn der Mensch den Mars erobern will, muss er sich auf eine mehrmonatige Reise ins Weltall vorbereiten, bei der er der kosmischen Strahlung ausgesetzt ist und mit beengten Lebensbedingungen, veränderten Tag-Nacht-Rhythmen und Monotonie zu kämpfen hat.
Studien an Mäusen haben gezeigt, dass die Strahlung Auswirkungen auf den Hippocampus und den präfrontalen Kortex hat. Die Folge: Die Mäuse haben Schwierigkeiten beim Lernen und Erinnern und zeigen ängstliche, schreckhafte oder sogar depressive Verhaltensweisen. Andere Studien haben auch gezeigt, dass weibliche Mäuse weniger empfindlich auf Strahlung reagieren als männliche Mäuse. Daraus ergibt sich die Frage, ob der erste Mensch auf dem Mars nicht eine Frau sein sollte.
Zu den Auswirkungen der Strahlung kommen ähnliche Effekte, die durch die Isolation des Astronauten in seinem Raumfahrzeug verursacht werden. Auch hier ist die Plastizität des Gehirns im Hippocampus vermindert und positive Emotionen werden so stark beeinträchtigt, dass die Anfälligkeit für Angstzustände und Depressionen zunehmen kann.

WARUM IST SPORT GUT FÜR DAS GEHIRN?

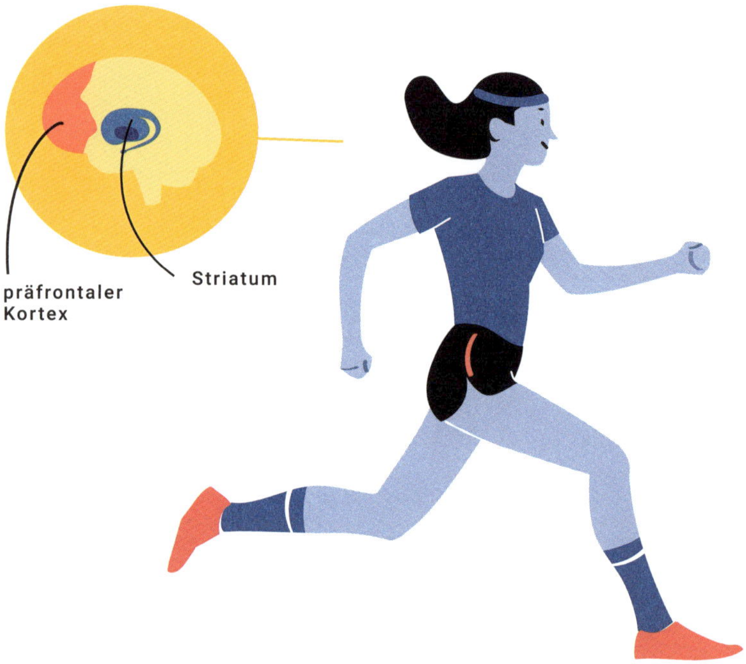

SPORT STÄRKT DAS GEHIRN

Rund 15 Millionen Deutsche sind mehrmals im Monat sportlich aktiv. Das ist ideal, um insgesamt gesund zu bleiben, und es ist wichtig für die Funktion des Gehirns.
Eine kürzlich durchgeführte Studie an Zwillingen hat gezeigt, dass der sportlich aktivere Zwilling ein größeres Volumen an grauer Substanz aufwies und zwar nicht nur im *Striatum*, einer Region, die die Motivation reguliert und an der Entscheidungsfindung beteiligt ist, sondern auch im präfrontalen Kortex, dem Sitz der Funktionsausführung und dem zentralen Element der Emotionskontrolle.

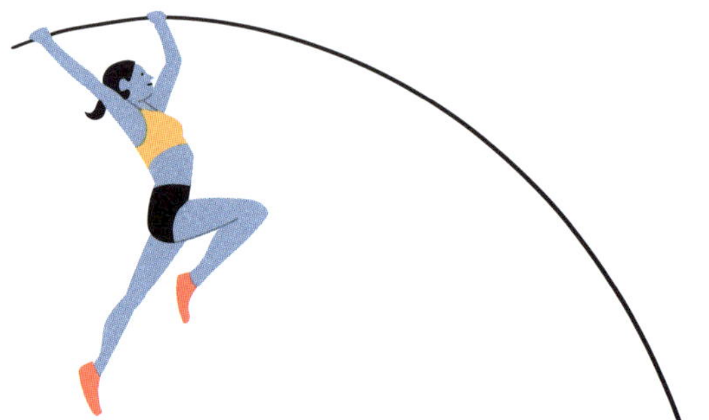

WARUM KANN ICH NACH DEM SPORT BESSER NACHDENKEN?

Die Entdeckung der Möglichkeit, neue Neuronen zu produzieren, insbesondere auf der Ebene des Hippocampus, war eine Revolution. Studien an Mäusen haben gezeigt, dass sich beim Laufen in einem Laufrad neue Nervenzellen bilden, während gleichzeitig größere Mengen des Wachstumsfaktors BDNF (von englisch *Brain-Derived Neurotrophic Factor*, deutsch etwa »vom Gehirn stammender neurotropher Faktor«) produziert werden. Dieser ist an der Bildung neuronaler Schaltkreise beteiligt und spielt eine zentrale Rolle bei der synaptischen Plastizität und insbesondere bei der Produktion neuer Neuronen.
Mehrere Studien an Jugendlichen haben einen Zusammenhang zwischen Sport und den Auswirkungen auf die Leistungen in Sprachen, Mathematik und Naturwissenschaften nachgewiesen. Auch eine Studie an Erwachsenen im Alter von 55 bis 80 Jahren ergab, dass diejenigen, die regelmäßig Sport trieben, einen stärker entwickelten Hippocampus hatten.
Ob diese Zunahme mit der Entstehung neuer Zellen oder mit einer Umstrukturierung des Gehirns zusammenhängt, lässt sich bei Tieren und Menschen noch nicht eindeutig feststellen.

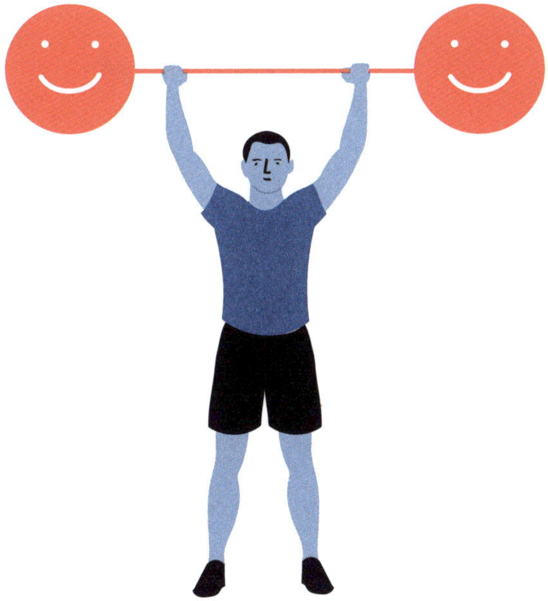

SPORT ALS ANTIDEPRESSIVUM

Trotz körperlicher Erschöpfung kommt es nach sportlicher Anstrengung häufig vor, dass ein Gefühl des Wohlbefindens oder sogar der Euphorie eintritt. Eine große Studie mit mehr als 19 000 Schülern zeigte, dass diejenigen, die regelmäßig Sport trieben, weniger ängstlich, extrovertierter und offener für intensive Gefühle waren als diejenigen, die keinen Sport machten.
Die Erklärung liegt in einem Austausch zwischen Muskeln und Gehirn: Bei längerer Aktivität produzieren die Muskeln und die Leber Aminosäuren, vor allem Tryptophan. Diese passieren dann die Blut-Hirn-Schranke (eine Art Filter, der das Gehirn vor Krankheitserregern aus dem Blutkreislauf schützt) und aktivieren die Ausschüttung von Serotonin, das eine antidepressive Funktion hat. Sport kann bei depressiven Erkrankungen ebenso wirkungsvoll sein wie Medikamente oder er kann deren Wirkung effektiv unterstützen.

BESSERE DURCHBLUTUNG

Während des Trainings erhöht sich der Blutfluss zum Gehirn. Dadurch werden die Neuronen besser versorgt, sie leben länger und die synaptischen Verbindungen werden gestärkt.
Studien an Ratten haben außerdem gezeigt, dass Sport die Dichte der Kapillaren, der kleinen Blutgefäße, im Gehirn erhöht, indem er Mechanismen der Angiogenese aktiviert (die Bildung neuer Blutgefäße aus bestehenden Gefäßen). Auch dies führt zu einer besseren Blutversorgung des Gehirns und verringert das Risiko von Schlaganfällen.

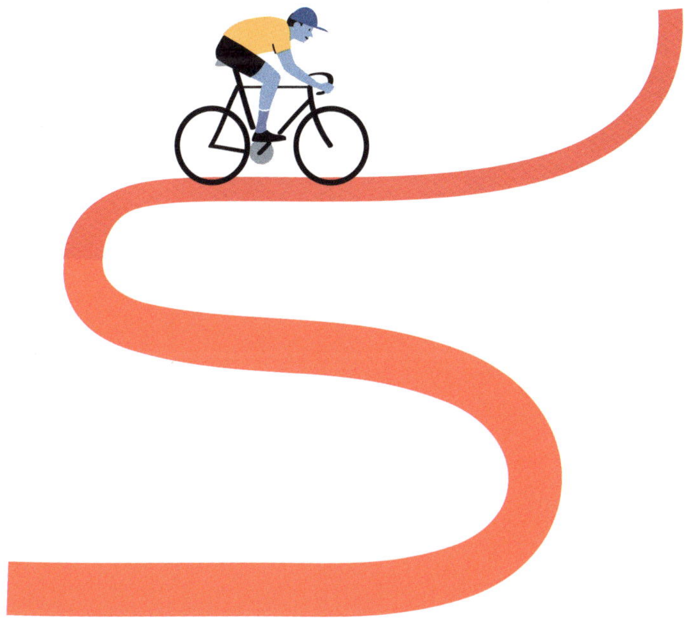

WAS IST HYPERAKTIVITÄT?

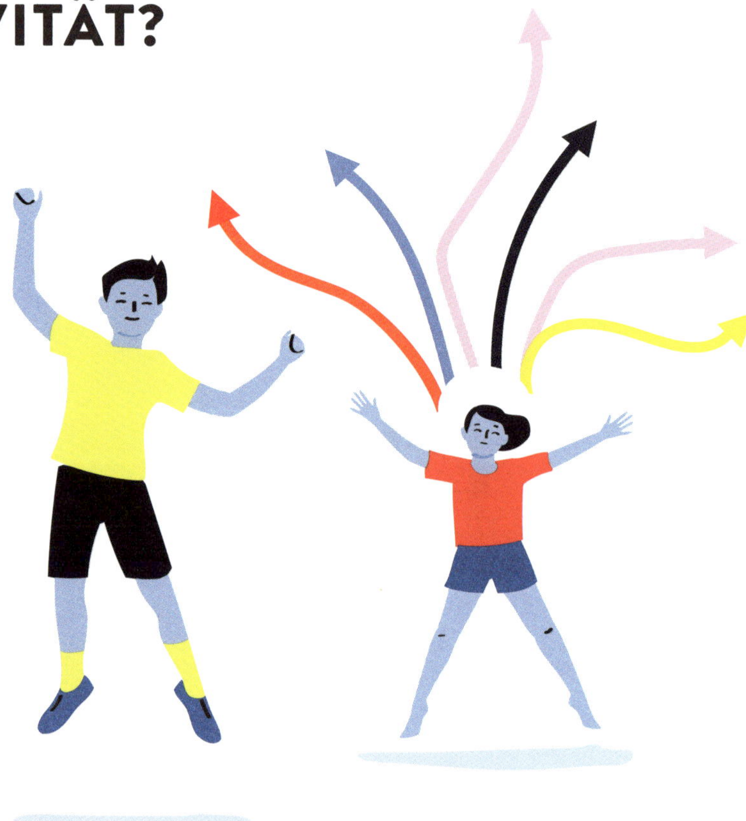

Die Aufmerksamkeitsdefizit-/Hyperaktivitätsstörung (ADHS) ist die häufigste neurologische Verhaltensstörung bei Kindern. Sie tritt bei Jungen dreimal so oft auf wie bei Mädchen und äußert sich vor allem durch Unaufmerksamkeit und Impulsivität, die zu Einschränkungen in verschiedenen Bereichen führen können. Sie kann beispielsweise mit Lernschwierigkeiten, Schwierigkeiten im Umgang mit anderen Menschen sowie mit Depressionen und anderen psychischen Erkrankungen einhergehen.

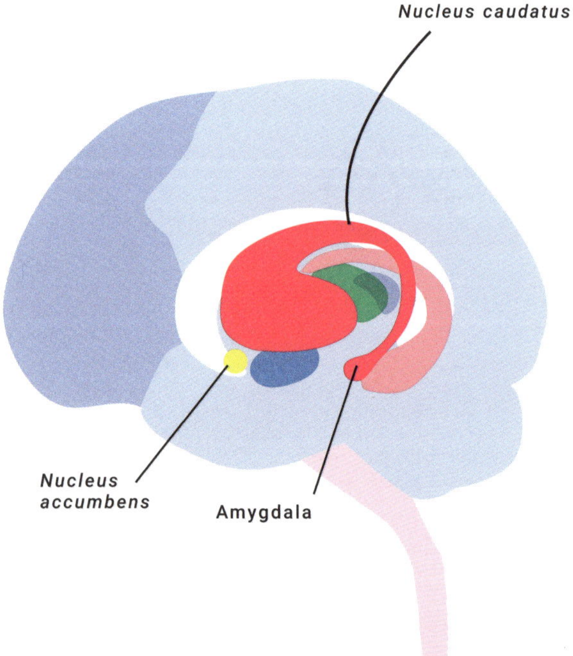

IM GEHIRN EINES HYPERAKTIVEN

Eine Studie an mehr als 1700 Patienten mit Hyperaktivität hat Unterschiede im Vergleich zu gesunden Probanden nachgewiesen. Es zeigte sich, dass vier Bereiche bei hyperaktiven Kindern kleiner sind: der *Nucleus caudatus* und der *Nucleus accumbens*, die für die Motivation und das Belohnungssystem zuständig sind, außerdem die Amygdala, die eine Rolle bei Emotionen spielt, sowie der Hippocampus, der am Gedächtnis beteiligt ist. Dies führt zu Störungen der Motivation und der Emotionsregulierung und insbesondere zu Schwierigkeiten im Umgang mit Frustration.
Die beobachteten Unterschiede zwischen den Hirnvolumina sind bei Kindern größer als bei betroffenen Erwachsenen, aber insgesamt recht gering.

ÜBERDIAGNOSTIK UND MEDIKATION

Es gibt kein zuverlässiges Verfahren, um festzustellen, dass starke Aktivität, Konzentrationsmangel oder Zerstreutheit Symptome von ADHS sind – und nicht einfach Ausdruck von Unreife. Eine amerikanische Studie hat gezeigt, dass bei den jüngsten Kindern einer Klasse häufiger eine Hyperaktivität diagnostiziert wird als bei ihren älteren Mitschülern. Sie eröffnet die Debatte über das Risiko der Überdiagnostik.

Umstritten ist heute auch die Behandlung. Methylphenidat, der Wirkstoff von diversen konzentrationsfördernden Medikamenten, ist ein Psychopharmakon, das seit vielen Jahren als Wundermittel zur Behandlung von Kindern mit Hyperaktivität gilt. Es wird auch als »Kokain für Kinder« bezeichnet und scheint in den ersten Monaten die Symptome zu reduzieren. Allerdings lässt die Wirkung später nach. Außerdem sind inzwischen immer mehr bedenkliche Nebenwirkungen bekannt.

Es ist also darauf zu achten, dass eine Übermedikation vermieden wird, zumal inzwischen gesicherte Erkenntnisse darüber vorliegen, dass Sport oder Achtsamkeitsmeditation sich bei Betroffenen positiv auswirken. Neu sind auch Apps, die speziell für Kinder mit Hyperaktivität oder Aufmerksamkeitsstörungen entwickelt wurden. So enthält die Peak-App das von der Universität Cambridge entwickelte Spiel *Decoder*, das eine ähnliche Wirkung wie so manches Medikament hat, jedoch mit weniger Nebenwirkungen.

Das Spiel fordert den Nutzer auf, seine Aufmerksamkeit zu trainieren, indem er den Bildschirm berühren muss, wenn eine Zahlenfolge mit der angezeigten Sequenz übereinstimmt.

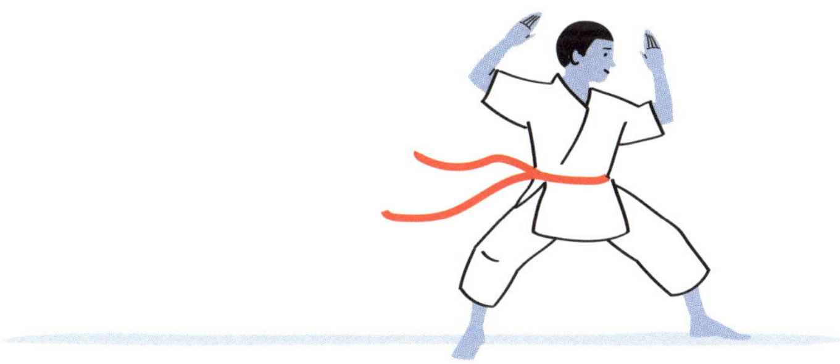

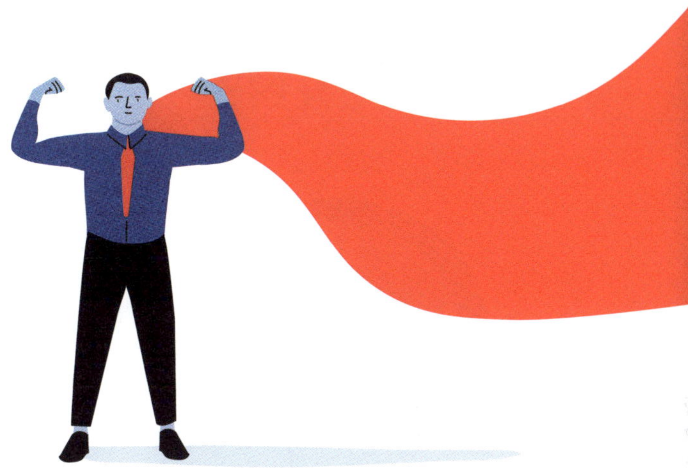

SUPERPOWER?

Hyperaktivität wird oft als Unfähigkeit zur Konzentration angesehen, aber so einfach ist es nicht: Von der Störung betroffenen Patienten fällt es in den meisten Fällen schwer, ein Objekt oder eine Information auszuwählen und sich darauf zu konzentrieren. Wenn der Patient jedoch neugierig auf etwas ist, kann er seine Aufmerksamkeit durchaus darauf richten, und zwar unter Umständen viel effizienter als ein »gesunder« Mensch.

Einige Studien legen auch nahe, dass ein positiver Zusammenhang zwischen Hyperaktivität und Unternehmertum bestehen könnte. Sie verweisen auf den größeren finanziellen Erfolg von Unternehmen, die von Managern mit Hyperaktivität geleitet werden, da diese mehr Freiheit haben, kreativ zu sein. Andererseits wurde gezeigt, dass Angestellte mit Hyperaktivität häufiger arbeitslos sind oder weniger effizient arbeiten, da sie unter den Aufgaben leiden, die von ihnen verlangt werden.

Vielleicht könnte die Gesellschaft davon profitieren, Hyperaktivität nicht als Behinderung zu betrachten, sondern als andere Kompetenz, die es wert ist, genutzt zu werden.

LÄSST SICH DIE GEHIRNLEISTUNG STEIGERN?

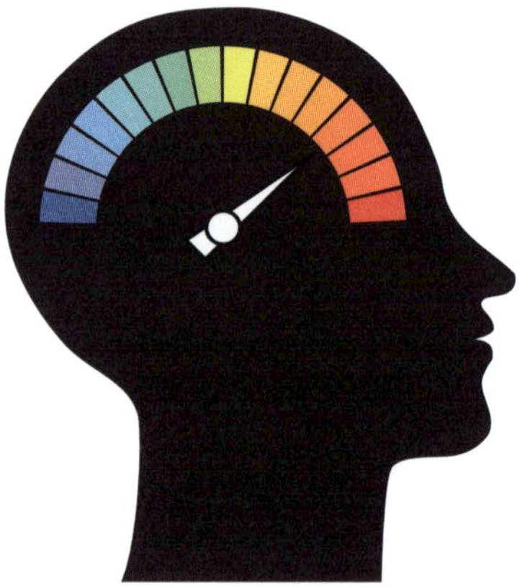

LEISTUNG DEFINIEREN

Sind manche Gehirne leistungsfähiger als andere? Wenn man das Internet durchforstet, findet man zahlreiche Websites, die verschiedene Methoden propagieren, um das Gehirn zu »trainieren« und seine Leistung zu steigern. Die Existenz solcher Methoden legt nahe, dass sich der Begriff »Gehirnleistung« klar definieren lässt. Das ist jedoch nicht der Fall.
Wir haben bereits gesehen, dass man Intelligenz, soziale Kompetenz und andere Fähigkeiten nicht auf ein bestimmtes Hirnareal oder einen Bereich darin reduzieren kann. Dementsprechend lässt sich auch die Leistung des Gehirns nicht auf die Kapazität eines einzelnen Hirnareals reduzieren. Es ist zwar möglich, die Entwicklung des Gehirns zu unterstützen, aber dabei sollte immer die Entfaltung Vorrang vor der Leistung haben.

DAS FORMBARE GEHIRN

Schau einmal geradeaus und zeige dabei mit dem Finger auf den Horizont, wobei du den Finger gerade vor deiner Nase ausrichtest. Fixiere nun den Horizont mit den Augen und bewege den Finger nach links oder rechts. Am äußeren Rand des Gesichtsfelds verschwindet der Finger aus dem Blickfeld. Dieses Verschwinden geschieht bei Menschen mit einer Hörschädigung weniger schnell. Bei Menschen, die von Geburt an taub sind oder in der Kindheit taub geworden sind, wird der Gehirnbereich, der das Hören reguliert, nicht genutzt und erhält eine andere Funktion.
Dieses Phänomen hängt mit dem Mechanismus der Neuroplastizität zusammen: Das Gehirn ist veränderbar und entwickelt sich ständig weiter. Wenn ein Körperteil nicht mehr verwendet wird, erhält die Gehirnregion, die für dessen Steuerung zuständig ist, andere Aufgaben. Wie durch Training Muskeln aufgebaut werden können, ist es auch möglich, durch mentales Training und insbesondere durch Meditation bestimmte Netzwerke und Verbindungen im Gehirn zu entwickeln.

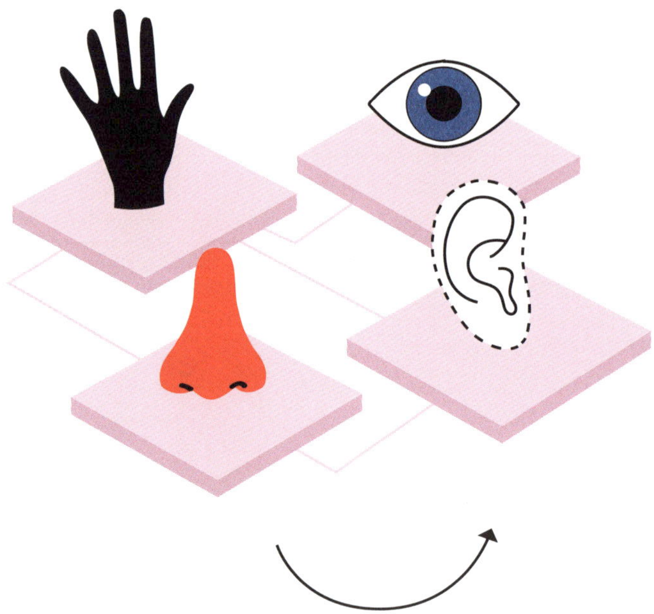

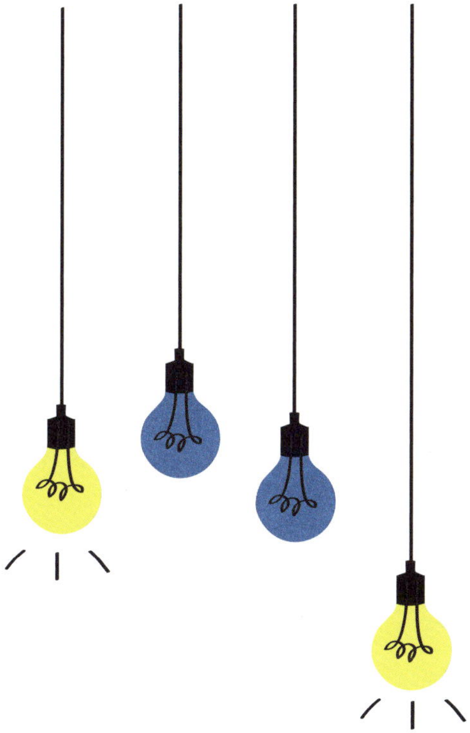

WISSENDE IDIOTEN

Die Geschichte des US-amerikanischen Inselbegabten Kim Peek, den ein außergewöhnliches Gedächtnisvermögen auszeichnete, diente als Vorlage für die von Dustin Hoffman gespielte Figur in *Rain Man*. Diese Figur verfügte über eine phänomenale Rechenfähigkeit, wies aber große Defizite in sozialen Beziehungen auf. Solche Personen wurden am Ende des 19. Jahrhunderts als »idiots savants« (wissende Idioten) bezeichnet.
Dieser Begriff ist inzwischen durch den Begriff Savant-Syndrom oder Savantismus ersetzt worden. Er beschreibt Personen mit Entwicklungsstörungen, die über einen oder mehrere Kompetenzbereiche verfügen, die in einem starken Gegensatz zu den sonstigen Einschränkungen der Person stehen.
Es gibt angeborene und erworbene Fälle des Savant-Syndroms. Beispiele sind die Amerikanerin Leigh Erceg, die nach einem Sturz in eine Schlucht mit traumatischer Hirnverletzung zur Synästhetikerin wurde und außergewöhnliche mathematische Fähigkeiten entwickelte, oder Orlando Serrell, der von einem Baseball am Kopf getroffen wurde und seitdem ein enormes Erinnerungsvermögen entwickelt hat.
Solche Beispiele zeigen, dass die Gesamtleistung eines Gehirns zwar schwer zu beurteilen ist, dass es aber immer möglich ist, bestimmte Fähigkeiten zu verbessern.

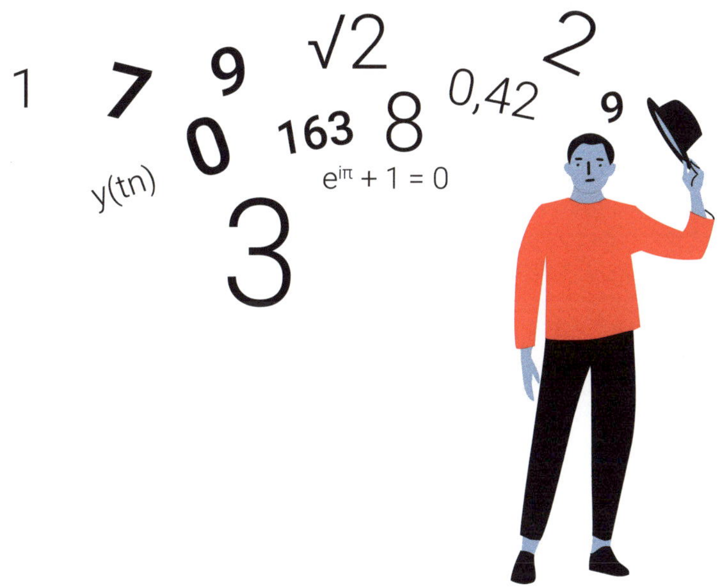

DAS UNWISSEN NUTZEN

Der irische Dichter William Butler Yeats schrieb einmal: »Bildung bedeutet nicht, ein Gefäß zu füllen, sondern ein Feuer zu entfachen.« Und der beste Weg, das Gehirn zu trainieren, besteht nicht darin, es mit Informationen zu überschütten, sondern Fragen anzuregen.
Wir sollten uns ständig vor Augen halten, dass unser Unwissen enorm ist und dass wir immer wieder dazulernen müssen. Indem wir bestimmte Gehirnbereiche mit unseren Fragen anregen, können wir Funken schlagen, die neue Verbindungen in unserem Gehirn entzünden.

IN EINSTEINS GEHIRN

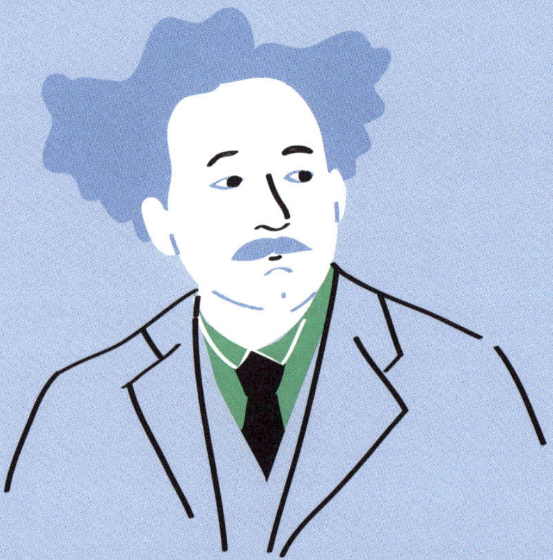

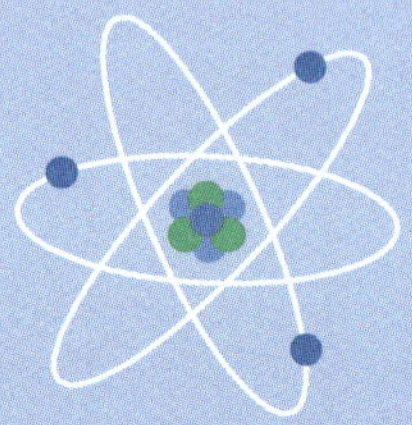

GERINGERE GRÖSSE, HÖHERE DICHTE

War Einsteins Gehirn wirklich so anders? Die ersten Untersuchungen ließen zunächst vermuten, dass dies nicht der Fall war. Mit einem Gewicht von 1230 Gramm war es sogar leichter als der Durchschnitt. Diese Entdeckung brachte die ersten Theorien darüber, dass ein Zusammenhang zwischen Intelligenz und Gehirngröße bestehe, ins Wanken.
Erst 57 Jahre nach Einsteins Tod konnten einige einzigartige Merkmale seines Gehirns aufgedeckt werden. Der Anthropologe Dean Falk erstellte anhand von bisher unveröffentlichten Aufnahmen eine vollständige Kartierung des Gehirns, in der er jeden Kamm und jede Verdickung (oder *Gyrus*) beschrieb und mit »normalen« Gehirnen verglich.

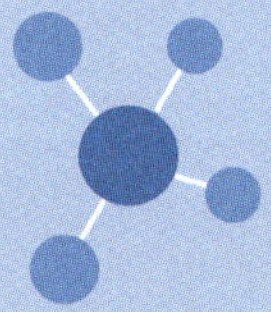

Im präfrontalen Kortex, der für Planung und Gedächtnis zuständig ist, und in den asymmetrischen Scheitellappen fanden die Forscher zusätzliche Zacken und komplexere Falten. Außerdem wurde der *Gyrus omega* im motorischen Kortex entdeckt, der bei Musikern und insbesondere bei Geigern stärker ausgeprägt ist. Bei ihnen war zudem das *Corpus callosum*, das die beiden Gehirnhälften verbindet, dicker als bei den anderen Gehirnen, die in den Studien zu Vergleichszwecken herangezogen wurden.
So spannend diese Entdeckungen auch sind, sie haben einen Haken: Sie setzen voraus, dass Genialität anatomisch identifizierbar und erklärbar ist. Tatsächlich ist aber jedes Gehirn einzigartig und es gibt keinen Hinweis darauf, ob die besonderen Eigenschaften von Einsteins Gehirn angeboren oder erworben waren.

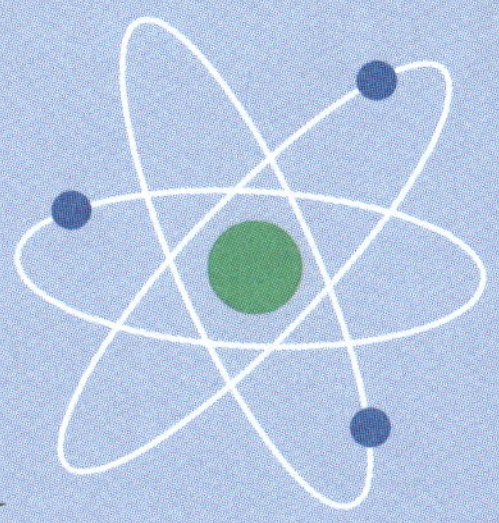

Wahre Intelligenz äußert sich nicht durch Wissen, sondern durch Vorstellungskraft.

Albert Einstein

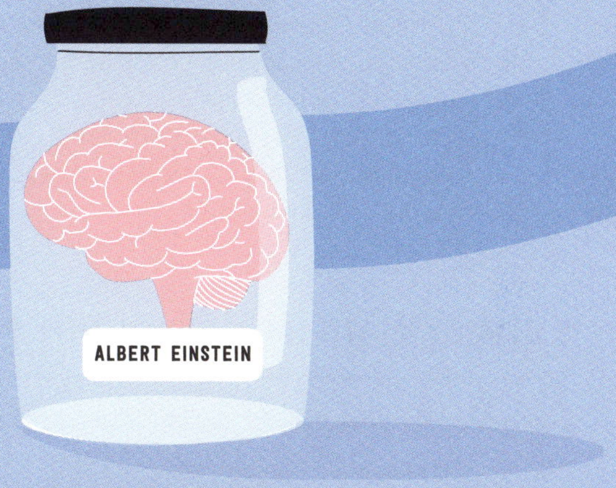

IQ-TESTS

Eine weitverbreitete Vorstellung ist, dass man Intelligenz durch die Berechnung des Intelligenzquotienten messen kann. Im Internet sind verschiedene Tests dieser Art zu finden.

Allerdings wurden inzwischen verschiedene Arten von Intelligenz definiert. Ein Beispiel ist die emotionale Intelligenz, also die Fähigkeit, die Emotionen anderer zu analysieren, sie zu verstehen und angemessen darauf zu reagieren. Darin zeigt sich vor allem, dass es noch keine klare Definition von Intelligenz gibt, und das wiederum widerspricht der Möglichkeit, sie mit standardisierten Tests zu ermitteln. Von Einstein ist bekannt, dass er auf der Geige spielte, wenn er über ein Problem stolperte. Er sagte selbst, dass die größten Wissenschaftler Künstler seien, und fügte hinzu: »Wahre Intelligenz äußert sich nicht durch Wissen, sondern durch Vorstellungskraft.«

ODYSSEE EINES GEHIRNS

Am 18. April 1955 starb Albert Einstein im Krankenhaus von Princeton. Danach begann für sein Gehirn eine unglaubliche Odyssee. Der US-amerikanische Pathologe Thomas Harvey entschied, das Gehirn des Meisters zu entnehmen, um die Intelligenz zu verstehen, und ignorierte dabei die Wünsche der Familie. Das Organ wurde in 240 Segmente zerlegt, von denen fast 200 analysiert wurden. Danach hörte man fast 30 Jahre nichts.

Erst ein Artikel in der *New York Times* sorgte für eine erneute Diskussion. Die Studien wurden wieder aufgenommen, Harvey nahm an einigen teil, die Gehirnteile wurden aus allen Blickwinkeln untersucht und seitdem erscheinen immer neue wissenschaftliche Veröffentlichungen. Einsteins Gehirn wird immer noch mit allen zur Verfügung stehenden Methoden erforscht und es ist sogar möglich, es mit einer vom National Museum of Health and Medicine in Chicago herausgegebenen App zu durchsuchen.

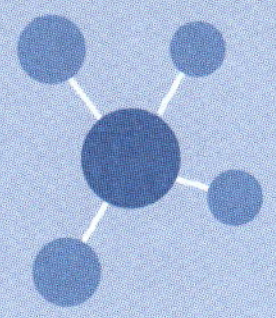

SCHLÄFT DAS GEHIRN?

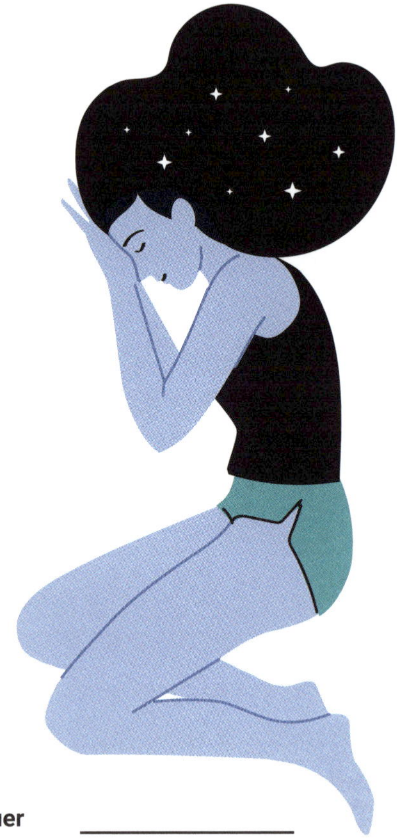

Fast ein Drittel unseres Lebens verbringen wir im Schlaf. Die Gründe dafür sind zwar noch größtenteils unbekannt, aber die Forscher sind sich weitgehend einig, dass Schlaf ein physiologisches Bedürfnis ist. So haben Studien gezeigt, dass unser Immunsystem durch Schlafmangel geschwächt werden kann. Dasselbe gilt für unser Gehirn, das in dieser Zeit zwar seine Aktivität reduziert, aber nicht einschläft.

EIN ZYKLUS IN MEHREREN PHASEN

Der Schlaf verläuft nicht gleichförmig, sondern in mehreren Phasen. In der ersten Phase sind die Augen geschlossen und du döst. In der zweiten Phase wirst du schläfrig und weniger empfänglich für Außenreize – du fällst in einen leichten Schlaf. Danach folgen die dritte und vierte Phase, der Tiefschlaf. Diese vier Phasen dauern im Durchschnitt eineinhalb Stunden.
In jeder Phase verlangsamt sich die Aktivität des Gehirns, bis es schließlich in die REM-Phase, die Traumphase, übergeht, in der es sehr aktiv ist. Auf diese Phase folgt entweder das Aufwachen oder ein neuer Zyklus, der sich vier- bis fünfmal pro Nacht wiederholt.

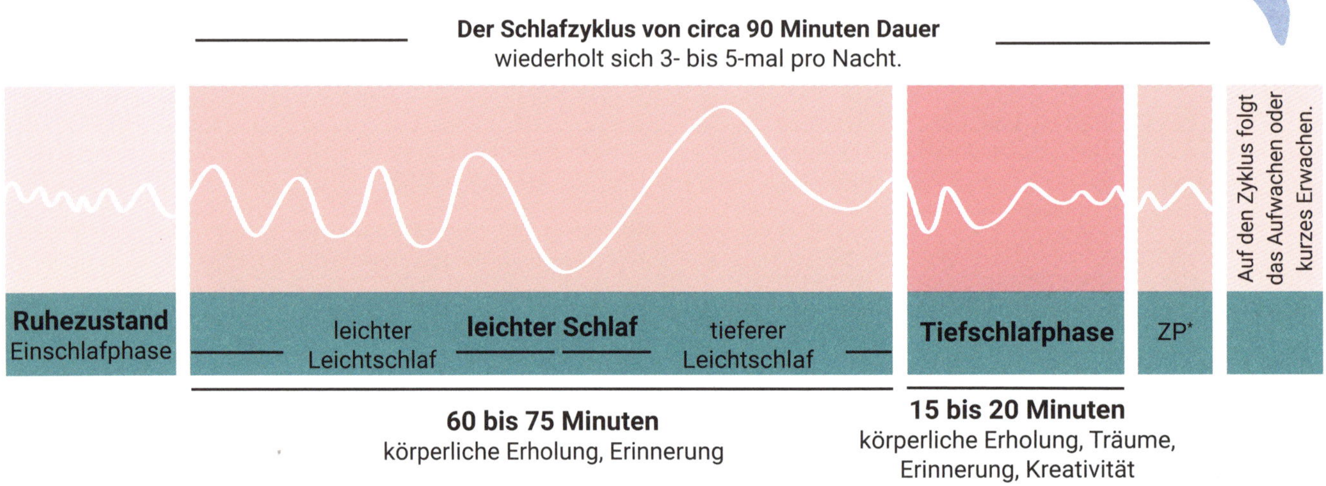

* ZP = Zwischenphase, wenige Minuten

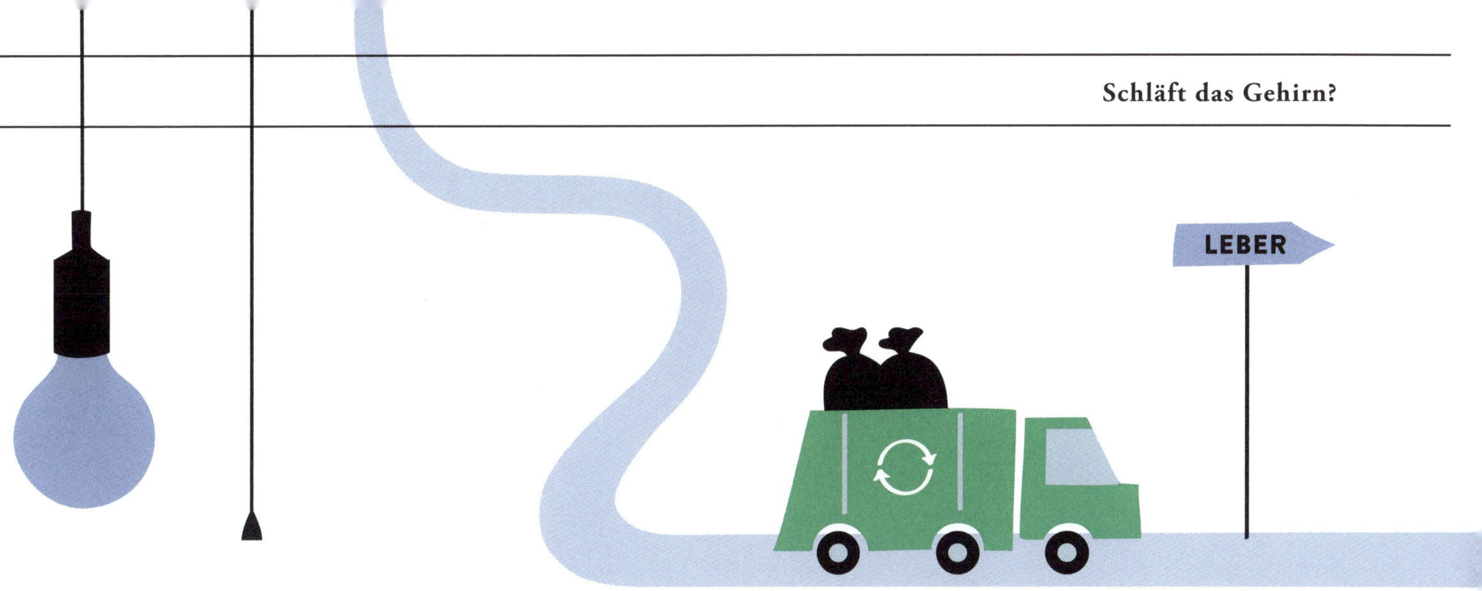

ABSCHALTEN

Wenn man die Gehirnaktivität eines Schlafenden beobachtet, stellt man fest, dass während des Tiefschlafs sehr langsame Wellen auftreten, eine bis vier pro Sekunde, während die Frequenz im Wachzustand zwischen zehn und dreißig Wellen pro Sekunde liegt. Das Gehirn geht im Tiefschlaf in einen Pausenmodus, ein Schalter wird auf »Aus« gestellt.
Dieser Schalter befindet sich im Thalamus, dem Sammelpunkt der sensorischen Bahnen. In der Tiefschlafphase ist er ausgeschaltet, sodass Hören, Sehen und Fühlen im Gehirn blockiert sind. Ein weiterer Schalter befindet sich im Hirnstamm. Er bewirkt, dass die Großhirnrinde zwar aktiv, aber nicht mit den Muskeln verbunden ist. Das ist der Grund dafür, dass man träumen kann, einen Einbrecher zu verfolgen, aber dennoch ruhig im Bett liegt. Dieser Schalter wird manchmal zu spät eingeschaltet. Das bewirkt, dass man sich beim Aufwachen bleiern oder wie gelähmt fühlt.

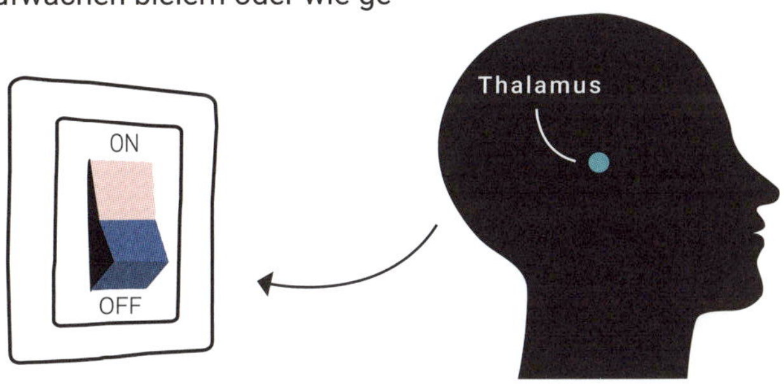

HEILUNG UND ENTGIFTUNG

Das Gehirn ist zwar geschützt und vom Rest des Körpers isoliert, aber es recycelt sein Zellmaterial nicht von selbst. Es nutzt die Nacht, um sich zu entgiften. Dafür kommt ein Netzwerk von Kanälen zum Einsatz, das dem Lymphsystem entspricht und als glymphatisches System bezeichnet wird. Es funktioniert ähnlich wie ein Abwassersystem: Die Gehirnflüssigkeit sammelt alle Abfallstoffe, die im Gehirn entstanden sind, und leitet sie zur Leber, wo sie abgebaut werden.
Dieser Mechanismus eröffnet neue Wege zur Behandlung von neurodegenerativen Erkrankungen. So wurde bei Mäusen gezeigt, dass Proteine, die für die Alzheimerkrankheit verantwortlich sind, im Schlaf doppelt so schnell abgebaut werden wie im Wachzustand. Umgekehrt könnten diese Beobachtungen eine Erklärung dafür liefern, warum viele neurologische Störungen mit Schlafstörungen in Verbindung stehen.

WAS GESCHIEHT, WENN WIR TRÄUMEN?

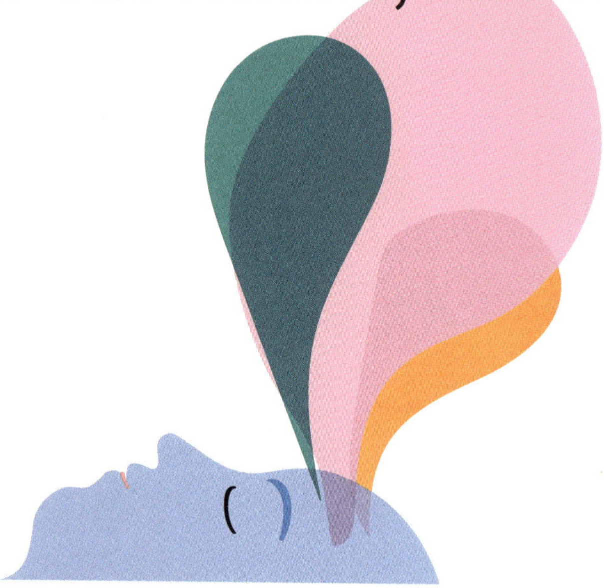

TRÄUME UND EMOTIONEN

Seit der Antike wird den Träumen eine große Bedeutung beigemessen. Obwohl Sigmund Freud 1899 einer der ersten war, die versuchten, sie zu verstehen und zu interpretieren, hatte er keine Möglichkeit, biologische Messungen von Träumen anzustellen. Inzwischen wissen wir jedoch, dass es während des Schlafs mehrere Phasen gibt.
Von besonderer Bedeutung ist der REM-Schlaf oder Traumschlaf, in dem das Gehirn fast so aktiv ist wie im Wachzustand. Besonders betroffen ist die Amygdala, die eine wichtige Rolle für unsere Emotionen spielt. Das erklärt, dass Träume häufig so stark emotional aufgeladen sind. Beteiligt ist außerdem der Hippocampus, wie unser Labor als Erstes nachgewiesen hat. Aus diesem Grund kann sich eine Person an ihren Traum erinnern, wenn sie während des REM-Schlafs und nicht während des Tiefschlafs geweckt wird.
Forscher haben außerdem beobachtet, dass während des REM-Schlafs der visuelle Kortex nicht aktiviert wurde und der präfrontale Kortex, der Sitz des Denkens, nur wenig beansprucht wurde. Diese Beobachtungen bringen das Wesen von Träumen auf den Punkt: Es sind Bilder und Emotionen, die sich dem Verstand entziehen.

DIE BEDEUTUNG SCHLECHTER TRÄUME

In Studien wurden freiwillige Probanden mehrmals pro Nacht geweckt. Nach jedem Aufwachen wurden sie gebeten, den Traum und das dabei empfundene Gefühl der Angst zu beschreiben. Die Gehirnregionen, die bei schlechten Träumen aktiviert wurden, waren der Inselkortex und der cinguläre Kortex, der die motorischen Reaktionen auf Gefahren vorbereitet.
Interessanterweise aktivierten Personen, die im Traum Angst empfunden hatten, die mit diesen Emotionen verbundenen Hirnregionen weniger, wenn sie tagsüber damit konfrontiert wurden. Es scheint also, dass der Traum als Training für das Gehirn dient, um es auf Gefahren vorzubereiten.

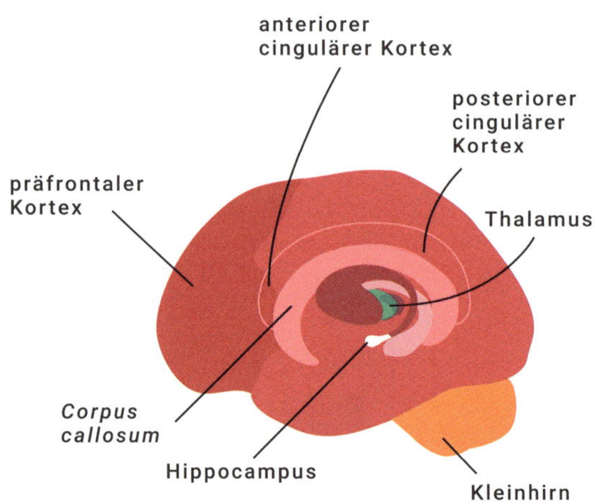

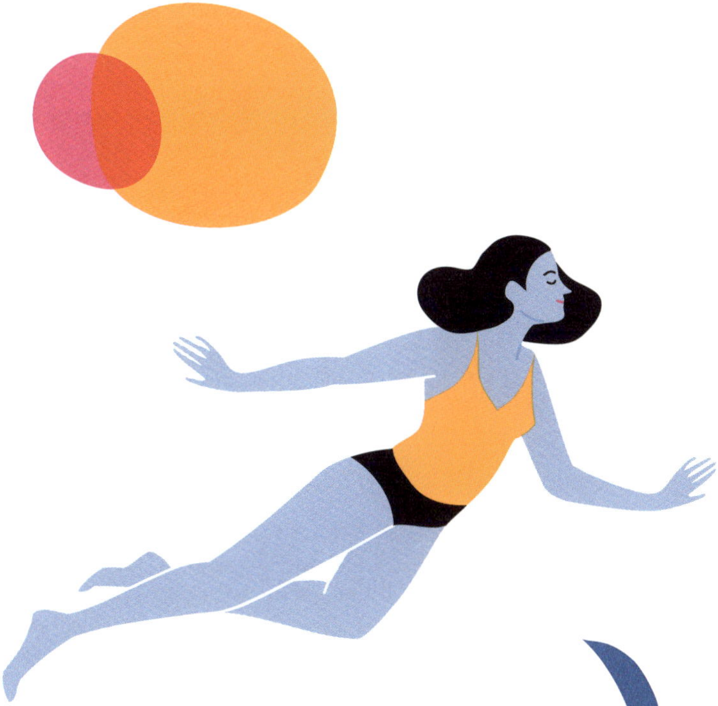

KLARTRÄUME

Alle Menschen träumen. Wer sich nicht daran erinnert, hat normalerweise gut geschlafen. Sich an einen Traum zu erinnern, bedeutet jedoch nicht, dass man sich dessen während des Träumens bewusst war. Erinnerung und Bewusstsein sind zwei verschiedene Dinge. Sind wir also bewusst, wenn wir träumen? Das möchte man spontan verneinen, weil wir davon ausgehen, dass das Konzept des Bewusstseins auf Wachheit beruht. Aber so einfach ist es nicht.

Manchmal kommt es vor, dass man träumt und sich dessen bewusst ist – und eventuell sogar die Kontrolle über das Traumgeschehen übernehmen kann. In diesem Fall spricht man von einem Klartraum. Dieses Phänomen tritt hauptsächlich bei Frauen und jüngeren Menschen auf. Es ermöglicht dem Forscher, mit der träumenden Person zu kommunizieren, um den Klartraum zu analysieren. So konnte man herausfinden, dass die im Traum erlebte Zeitvorstellung der tatsächlichen Zeit nahekommt.

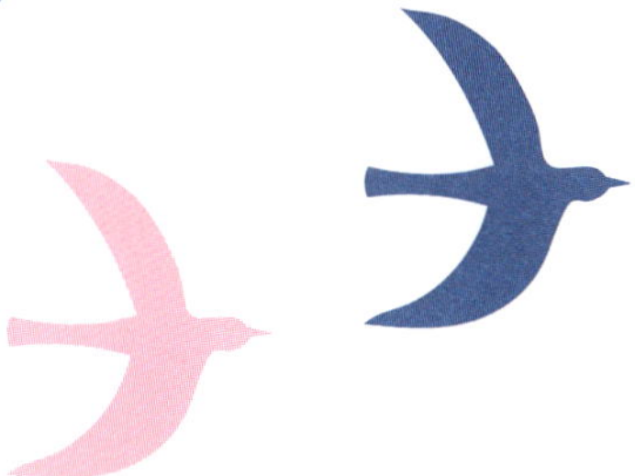

TRAUM UND KOMA

Durch bildgebende Verfahren konnte beobachtet werden, dass Klarträume die Netzwerke des Bewusstseins aktivieren. Aber wie sieht es bei Komazuständen aus? Unsere Schlafstudien an Patienten mit minimalem Bewusstsein und vegetativem Zustand (jetzt Wachkoma oder Syndrom reaktionsloser Wachheit genannt) haben gezeigt, dass der Schlaf von Patienten mit minimalem Bewusstsein dem eines gesunden Menschen ähnelt: Man konnte Leicht- und Tiefschlafphasen nachweisen. Das legt die Vermutung nahe, dass die Betroffenen auch träumen.

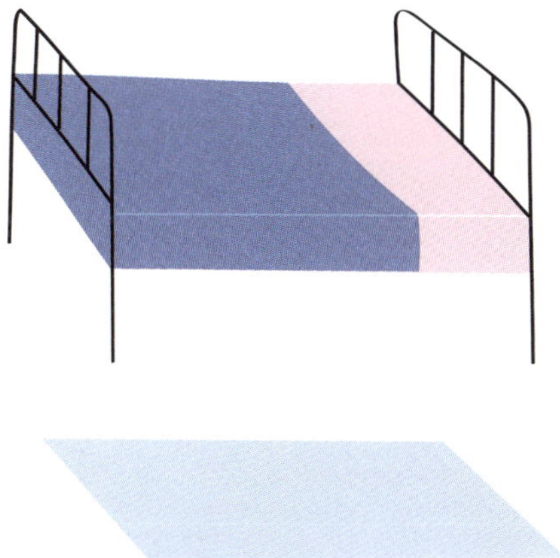

HYPNOSE

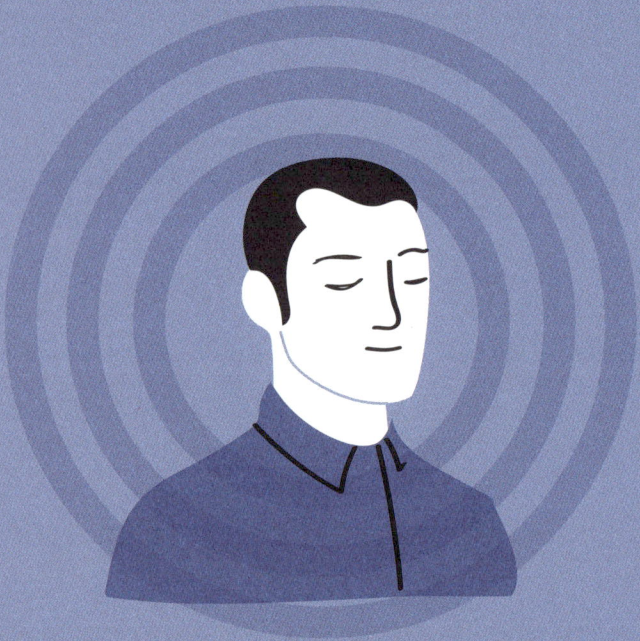

Hypnose ist ein Prozess der Dissoziation, der Absorption und des Eintauchens in einen anderen Bewusstseinszustand, in dem die Aufmerksamkeit, das Urteilsvermögen und die Wahrnehmung von Raum und Zeit verändert werden können.
Dies wird meist in zwei Schritten erreicht. Zuerst führt der Behandler den Patienten in eine Entspannungsphase. Dann erzeugt er im Geist des Patienten Verwirrung, beispielsweise durch einen verschachtelten Satz, der eine Dissoziation (Entkopplung) von Bewusstsein und Unterbewusstsein herbeiführt, oder durch die Aufforderung, angenehme autobiografische Erlebnisse wiederzubeleben. Anschließend befindet sich der Patient in einem Trancezustand, der von einigen Minuten bis zu mehreren Stunden dauern kann. Diesen Zustand kann man auch durch Selbsthypnose erreichen, um beispielsweise Einschlafschwierigkeiten zu begegnen oder besser mit Schmerzen umgehen zu können.

BESONDERER BEWUSSTSEINSZUSTAND ODER DOCH BLOSS EINBILDUNG?

Bereits im 18. Jahrhundert stellte der deutsche Arzt Franz Mesmer fest, dass Hypnose ein besonderer neurologischer Zustand ist. Gegen Ende des folgenden Jahrhunderts wurde dies durch den französischen Pathologen und Neurologen Jean-Martin Charcot bestätigt.
Im 20. Jahrhundert wurde die Forschung vorangetrieben. Wissenschaftler befassten sich mit dem hypnotischen Zustand selbst und entwickelten eine Skala der Hypnotisierbarkeit. Gleichzeitig entstanden neue Techniken zur Untersuchung des Gehirns. Noch ist nicht wirklich erforscht, wie Hypnose wirkt. Bekannt ist aber, dass sich unter Hypnose die Gehirnaktivität verändert, was auf einen veränderten Bewusstseinszustand hindeutet.

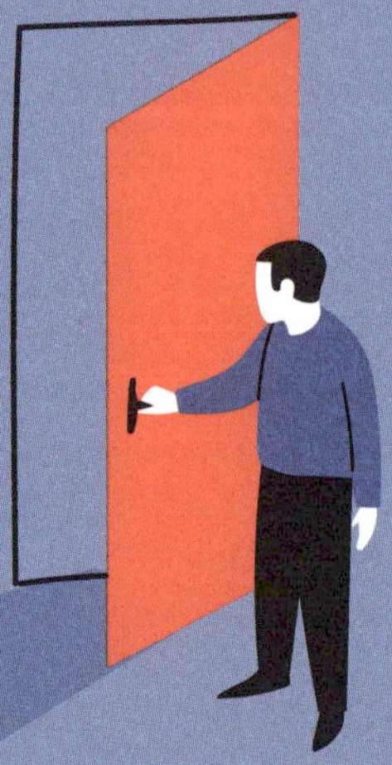

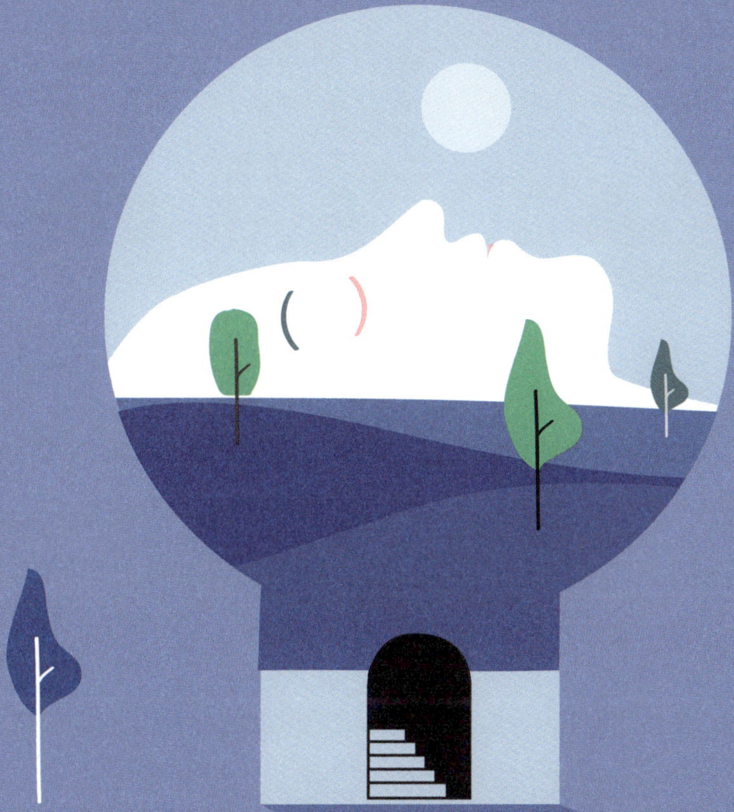

ANÄSTHESIE

Man hat beobachtet, dass unter Hypnose der anteriore cinguläre Kortex sehr aktiv wird und dadurch andere Gehirnaktionen stark dämpft. Die Folge ist, dass der Patient unter Hypnose zwar noch die Ursachen des äußeren Reizes spürt, sich von ihm aber nicht gestört fühlt und ihn nicht mehr als schmerzhaft empfindet. Marie-Elisabeth Faymonville, Anästhesistin am Universitätsklinikum Lüttich, hat als erste Medizinerin die Hypnose in einem Operationssaal angewandt. Nachdem sie ihren Patienten ein Beruhigungsmittel verabreicht hat, leitet sie die »Hypno-Sedierung« ein, indem sie die Patienten beispielsweise in eine schöne Urlaubserinnerung führt.
Die Hypno-Sedierung hat viele Vorteile: kürzere Krankenhausaufenthalte, weniger Schmerzmittel, weniger Schwankungen der Herzfrequenz und des Blutdrucks während der Operation. Das Verfahren wurde bei über 10 000 Patienten angewandt und erwies sich nur bei 10 Personen als unwirksam. Sogar die belgische Königin Fabiola wurde unter Hypnose operiert.

WAS GESCHIEHT UNTER HYPNOSE IM GEHIRN?

Unter Hypnose arbeitet das Gehirn anders. Der Blutfluss wird verändert. Die für das Bewusstsein der Außenwelt wichtigen Hirnareale sind weniger aktiv. Wenn ein wacher Mensch beispielsweise eine Erinnerung heraufbeschwört, aktiviert er vor allem den linken und rechten Schläfenlappen. Wenn unter Hypnose die gleiche Erinnerung wiederkehrt, werden diese Bereiche nicht aktiviert. Stattdessen wird das Netzwerk, das okzipitales Sehen, parietale Empfindungen und präzentrale Motorik umfasst, aktiviert, als würde der betroffene Mensch fühlen und sich bewegen. Die Person erlebt die Erinnerung im wahrsten Sinne des Wortes noch einmal.

GEHIRN UND SPRACHE

WIE HÄNGEN SIE ZUSAMMEN?

DER WEG DER SPRACHE

Die ersten Modelle gingen davon aus, dass sich Sprache in drei Stadien vollzieht. Das erste ist die Informationsaufnahme: Beim Zuhören wird ein gehörtes Wort von der Hörrinde aufgenommen und verarbeitet. Dann wird es an das Wernicke-Areal (bei 90 Prozent der Rechtshänder im linken oberen Schläfenlappen) weitergeleitet, das dieses Signal mit einem im Gedächtnis gespeicherten Wort verknüpft. Beim Lesen stammt die Information, die das Wernicke-Areal erreicht, aus dem visuellen Kortex, durchläuft aber eine Verarbeitungsphase im *Gyrus angularis*, wo die Struktur des Textes entschlüsselt wird.
Um dann mit Sprache zu antworten, leitet das Wernicke-Areal die Informationen an das Broca-Areal (bei Menschen und Menschenaffen im linken Stirnlappen) weiter, das schließlich das Sprechen der Wörter planen kann. Zur Übermittlung wird ein dichtes Bündel von Nervenfasern verwendet.
Durch verschiedene bildgebende Verfahren kam man zu der Erkenntnis, dass die Abläufe komplexer sind. Bislang hatte man angenommen, dass eine Aufgabe erst dann ausgeführt werden kann, wenn die vorherige abgeschlossen ist. Heute weiß man, dass das Broca- und das Wernicke-Areal in erster Linie Integrationsbereiche sind, in denen verschiedene Informationen zusammenlaufen.

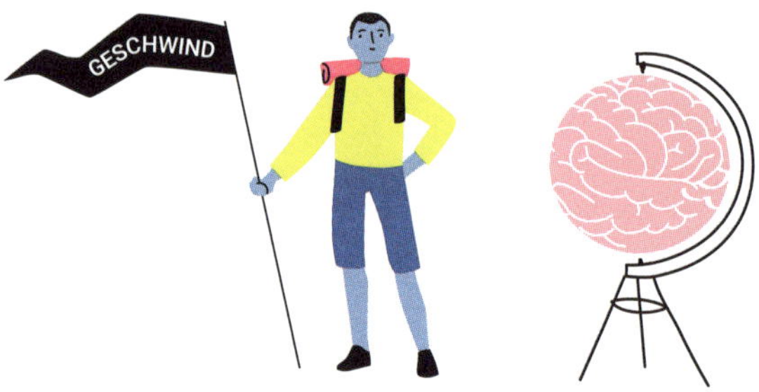

ÜBERMITTLUNGSWEG DER SPRACHE

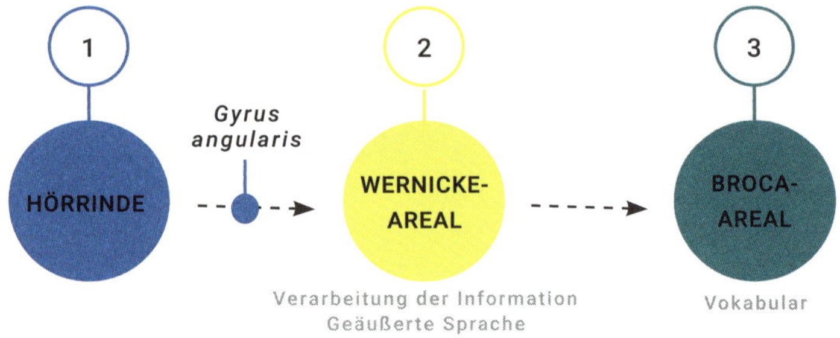

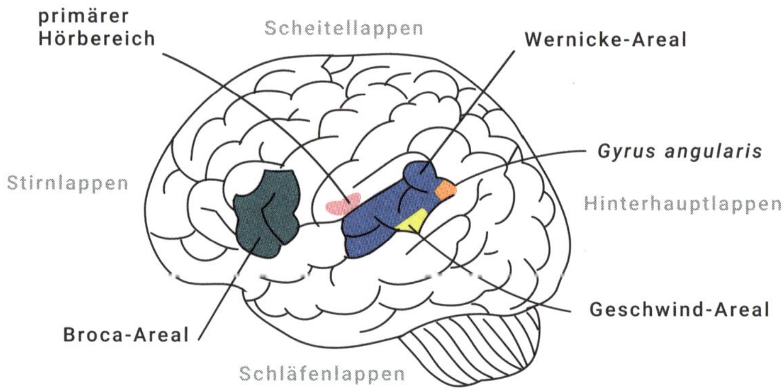

NEULAND

In den 1960er-Jahren interessierte sich der amerikanische Neurologe Norman Geschwind für einen anderen Bereich der Hirnrinde, den linken inferioren Scheitellappen. Bildgebende Experimente bestätigten seine Vermutung: Dieses als Geschwind-Areal bezeichnete Gebiet, das mit dem Broca- und dem Wernicke-Areal verbunden ist, liegt an der Schnittstelle zwischen der visuellen, der auditiven und der somatosensorischen Hirnrinde.
Da dieser Lappen alle sensorischen Daten integriert, spielt er eine wesentliche Rolle bei der Erfassung der Aspekte eines Wortes und damit bei der Sprachwahrnehmung. Darüber hinaus erhält dieses Gebiet auch Daten aus der rechten Gehirnhälfte und integriert emotionale Informationen aus der Amygdala und dem *Gyrus cinguli*. Dadurch erhalten die Wörter ihre volle Bedeutung.

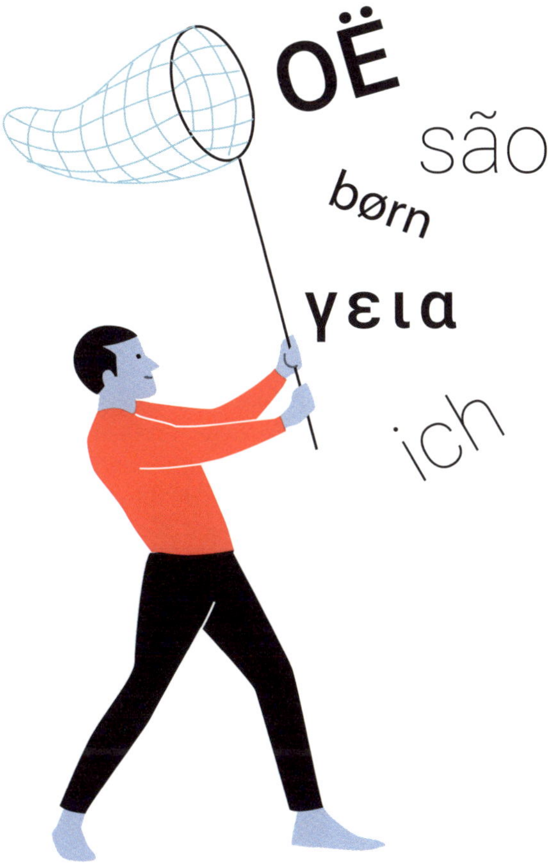

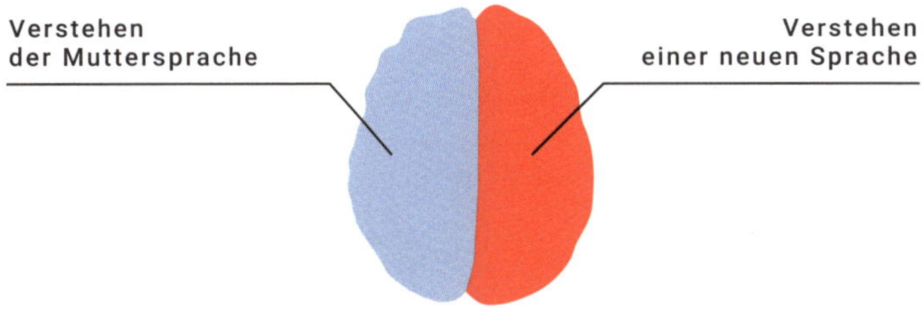

WAS GESCHIEHT BEIM LERNEN EINER FREMDSPRACHE?

Die funktionelle Magnetresonanztomografie (fMRT) hat gezeigt, dass beim Erlernen einer neuen Sprache bei Erwachsenen nicht dieselben Bereiche aktiviert werden wie beim Erlernen der Muttersprache. Die rechte Gehirnhälfte scheint stärker beteiligt zu sein. Während bei der Sprachproduktion bei Erwachsenen, die in ihrer Muttersprache oder in ihrer neuen Sprache sprechen, die gleichen Areale aktiv sind, ändert sich beim Verstehen alles. Das Verstehen der Muttersprache findet immer in der linken Hirnhälfte statt, während sich das Verstehen der neuen Sprache in der rechten Hemisphäre abspielt. Wenn also die Produktion von Sprache auf die linke Hirnhälfte beschränkt ist, könnte darin die Erklärung dafür liegen, dass es schwieriger ist, eine neue Sprache zu sprechen, als sie zu verstehen.

ZWEISPRACHIGE KINDER

Die Gesamtheit der Laute, aus denen alle Sprachen der Welt bestehen, wird auf 800 Phoneme geschätzt. Eine einzelne Sprache enthält etwa 40 Phoneme. Bei der Geburt nimmt das Gehirn des Babys alle diese Laute wahr. Im ersten Lebensjahr entwickelt das Kind ein feineres Gespür für die Geräusche seiner Umgebung. Sein Gehirn spezialisiert sich auf seine Muttersprache, wenn es nur mit dieser in Kontakt kommt. Die Sprachentwicklung des Kindes hängt also zum großen Teil von den sozialen Kontakten in seinen ersten Lebensjahren ab. Wird es mit mehreren Sprachen konfrontiert, kann es sie alle parallel entwickeln.

Es wird immer wieder gesagt, zweisprachige Kinder seien besser imstande, abstrakt und kritisch zu denken oder Probleme zu lösen. Ihr Wortschatz und ihre kognitive Flexibilität seien größer, Konzentrationsfähigkeit, Aufmerksamkeit, Selbstvertrauen und Toleranz seien stärker und ihre Gehirnfunktionen seien lebenslang effizienter.

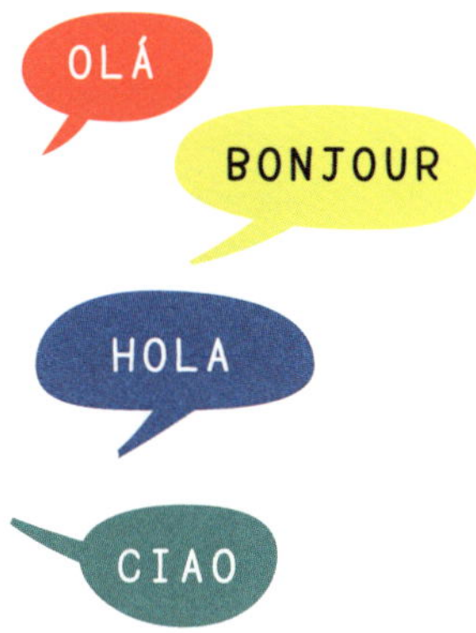

EMPATHIE UND SOZIALE BEZIEHUNGEN

WAS GESCHIEHT IM GEHIRN?

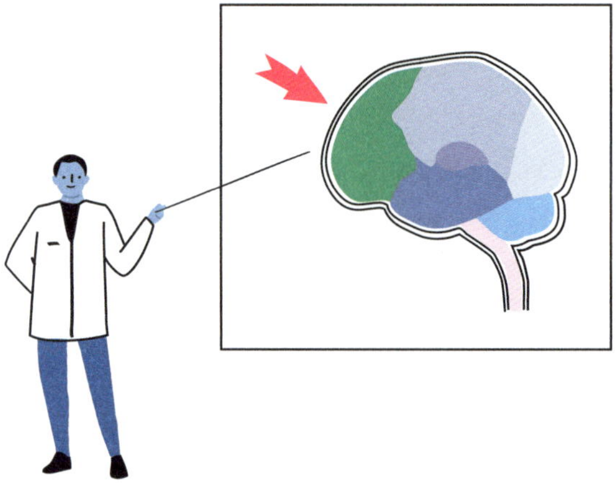

DAS EMOTIONALE GEHIRN

An den verschiedenen Emotionen sind mehrere Gehirnregionen beteiligt. Diese bilden das limbische System, das sich im Herzen des Gehirns befindet. Dazu gehören

- die Amygdala, das Zentrum von Emotionen wie Angst oder Stress, das mit allen sensorischen Kortexarealen verbunden ist;
- *der Nucleus accumbens*, das Zentrum der Lust und zentrales Element des Belohnungskreislaufs;
- der Inselkortex, der die Amygdala mit dem präfrontalen Kortex verbindet und als Reaktion auf Emotionen aktiviert wird. Er verknüpft Körperkonstanten mit emotionalen Erfahrungen und trägt damit zum bewussten Aspekt unserer Wünsche und Bedürfnisse bei.

Diese drei Regionen stehen in ständigem Austausch mit dem Hypothalamus, der eine zentrale Rolle bei Gedächtnisprozessen spielt, und mit Teilen des präfrontalen Kortex, die für die Entscheidungsfindung wichtig sind.

PERSÖNLICHKEITSVERÄNDERUNG

Im Jahr 1848 fiel Phineas Gage, ein Vorarbeiter der amerikanischen Eisenbahn, bei der Vorbereitung einer Sprengung einer Explosion zum Opfer. Die Eisenstange, mit der er hantierte, durchbohrte seinen Schädel und verletzte die vorderen Teile seines Gehirns. Dieser Unfall führte zu neuen Erkenntnissen über das Gehirn: Nach dem Unfall wurde Phineas Gage wie durch ein Wunder geheilt, doch seine Persönlichkeit war nicht mehr dieselbe. Der ehemals umgängliche Mann wurde reizbar, instabil und asozial. Diese abrupte Persönlichkeitsveränderung führte zu der Annahme, dass der Stirnlappen der Sitz der Seele sei, aber vor allem, dass die Persönlichkeit eines Menschen in einem Zusammenhang mit seinem Gehirn stehe. Bis heute ist unerforscht, was daran stimmen könnte.

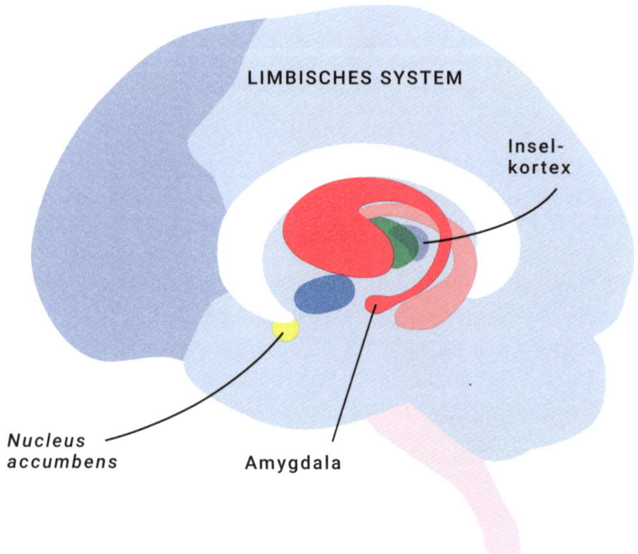

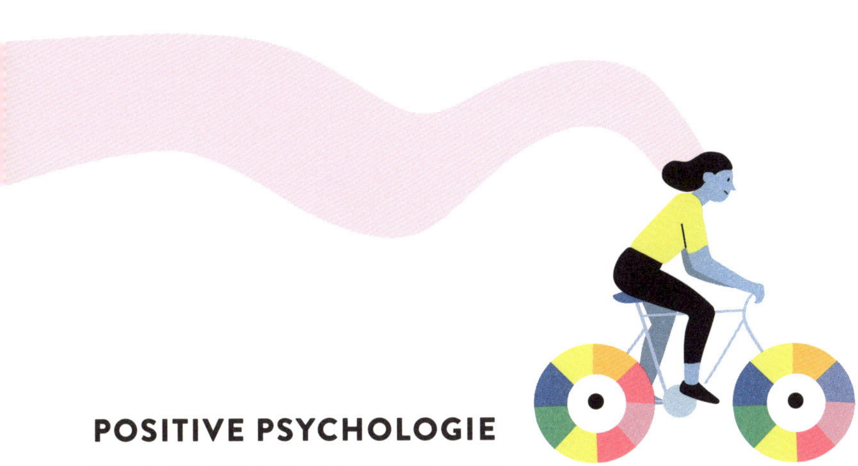

POSITIVE PSYCHOLOGIE

Positive Psychologie ist nicht dasselbe wie positives Denken. Die positive Psychologie ist ein wissenschaftlicher Forschungsbereich, dessen Ziel es ist, positive Emotionen zu untersuchen und zu stärken. Insofern unterscheidet dieser Bereich sich von dem weiter verbreiteten Ansatz, die negativen Aspekte des Menschen zu untersuchen.
In den späten 1960er-Jahren konnte gezeigt werden, dass angenehme und unangenehme Affekte nicht nur gegensätzlich sind, sondern auch unterschiedliche Mechanismen beinhalten. Das ist wahrscheinlich der Grund, warum die Beseitigung von Traurigkeit nicht gleichbedeutend mit der Wiedererlangung von Freude und Glück ist oder warum die Beseitigung von Schmerzen nicht automatisch zu Vergnügen führt. Aber ebenso wie eine Depression in eine Negativspirale führt, führen positive Emotionen zu einer Aufwärtsspirale. Beide Spiralen wirken sich in typischer Weise auf die Beziehung zu anderen Menschen und auf den Umgang mit widrigen Umständen aus.

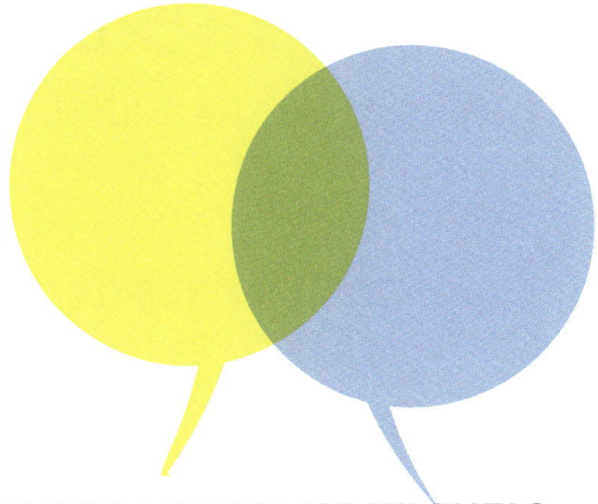

INTERAKTION IST WICHTIG

Unser Gehirn beeinflusst nicht nur unseren Charakter und unsere Beziehung zu anderen Menschen. Die Plastizität des Gehirns sorgt auch dafür, dass regelmäßig neue Verbindungen entstehen, die unser Verhalten verändern und entwickeln. Die Interaktion mit anderen Menschen beeinflusst, wer wir sind, und ist in keiner Weise mit einer höheren Leistung eines Gehirns verbunden. Zwar kann ein Verhalten mit einer Hirnleistungsschwäche zusammenhängen, aber die Schwäche macht nicht den Menschen aus. Ebenso wenig führt eine hohe Gedächtnisleistung zu einer höheren sozialen Intelligenz

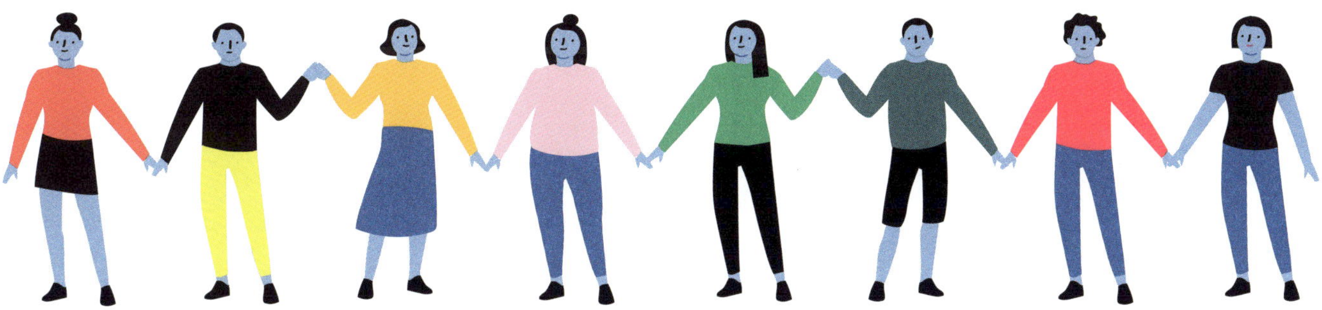

GEHIRN UND DROGEN

WAS GESCHIEHT IM GEHIRN EINES SUCHTKRANKEN?

BETEILIGTE GEHIRNBEREICHE

Die Sucht beruht auf einer Störung des Belohnungskreislaufs, an dem mehrere Gehirnareale beteiligt sind.

Im Zentrum des Systems steht der *Nucleus accumbens*. Er ist eine symmetrische Struktur und existiert in beiden Hemisphären. Zusammen mit der *Area tegmentalis ventralis* ist er das zentrale Glied des Belohnungskreislaufs und damit eine Gehirnstruktur, die in hohem Maße an Suchtmechanismen beteiligt ist. Der *Nucleus accumbens* verbindet auch das limbische System, das für Emotionen zuständig ist, mit den zentralen grauen Kernen (eine Ansammlung von Neuronen in der Tiefe des Gehirns), die an der Planung einer Bewegung oder eines Gedankens beteiligt sind.

Seine Funktion beruht hauptsächlich auf zwei wichtigen Botenstoffen: Dopamin, das Lust und Verlangen fördert, während Serotonin eher Sättigung und Hemmung bewirkt.

Der *Locus caeruleus* ist ein kleiner Kern im Hirnstamm, dessen Neuronen Noradrenalin produzieren und fast den gesamten Rest des Gehirns versorgen. Er ist das Alarmzentrum des Gehirns. Er ist über seine Axone mit Regionen wie der Amygdala oder dem Hippocampus verbunden und spielt eine Rolle bei Furcht und Angst. Er wird durch das Gefühl des Entzugs stimuliert, das den Süchtigen dazu veranlasst, alles zu tun, um seine Dosis zu bekommen.

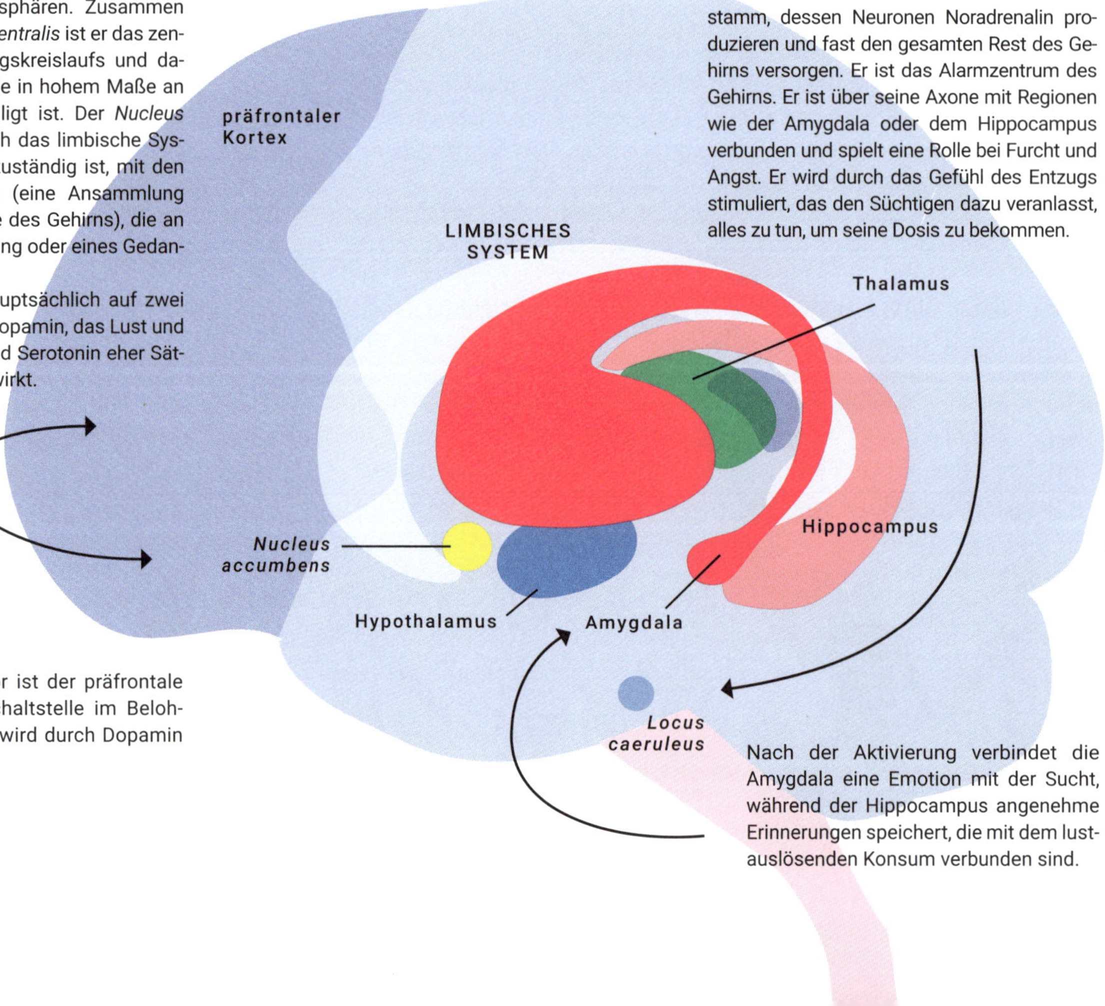

Als Planer und Motivator ist der präfrontale Kortex eine wichtige Schaltstelle im Belohnungskreislauf. Auch er wird durch Dopamin moduliert.

Nach der Aktivierung verbindet die Amygdala eine Emotion mit der Sucht, während der Hippocampus angenehme Erinnerungen speichert, die mit dem lustauslösenden Konsum verbunden sind.

DIE HAUPTAKTEURE: DOPAMIN UND SEROTONIN

Die Störung des Belohnungssystems bei Süchtigen beruht auf der Wirkung von zwei Neurotransmittern, also Botenstoffen, die Signale zwischen den Neuronen weiterleiten.

Dopamin ist an mehreren wichtigen Funktionen beteiligt: Motorik, Aufmerksamkeit, Motivation, Lernen und Erinnern. Es spielt auch eine zentrale Rolle im Belohnungskreislauf. Seine Wirkung ist breit gefächert: Es wird im *Nucleus accumbens* freigesetzt und findet sich in allen an diesem Kreislauf beteiligten Arealen wieder.

Serotonin ist an der Regulierung von Stimmung, Angst, Impulsivität und Lernen sowie an der Motivation beteiligt. Es wird häufig von Antidepressiva gezielt angesprochen, da deren Wirkung seine Synthese erhöht und so eine höhere Motivation begünstigt.

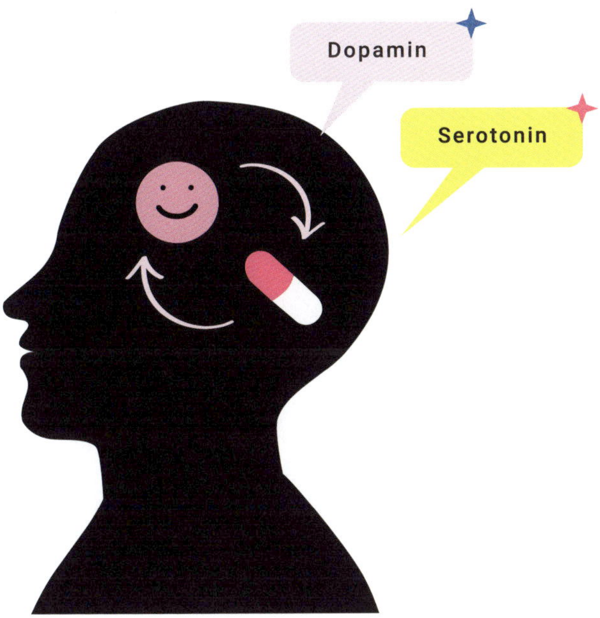

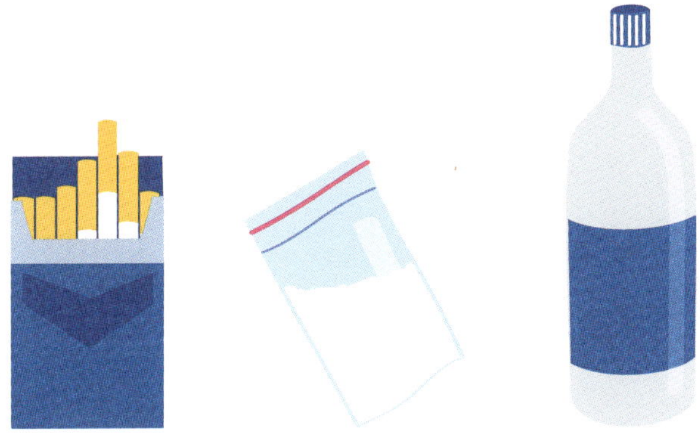

TÄUSCHUNG DES GEHIRNS

Suchtmittel erhöhen den Dopaminspiegel im Gehirn. Das kann auf verschiedene Weise geschehen: Morphin und Nikotin beispielsweise imitieren den Neurotransmitter. Kokain dagegen blockiert Mechanismen, die für den Abbau überschüssigen Dopamins zuständig sind, und sorgen so auf direkte Weise für einen erhöhten Dopaminspiegel.

PSYCHOAKTIVE STOFFE

Psychedelische Drogen besitzen die Fähigkeit, einen veränderten Bewusstseinszustand herbeizuführen. Sie sind in verschiedenen Pflanzen enthalten und werden seit Jahrhunderten auch in der Heilkunde verwendet. Zahlreiche klinische Studien zeigen, dass bestimmte halluzinogene Drogen Störungen wie Depressionen, posttraumatische Belastungsstörungen und Angstzustände lindern können. Dies gilt beispielsweise für *Magic Mushrooms* (Psilocybin) oder *Esketamin* (ein Ketaminderivat), das als Nasenspray erfolgreich bei Patienten mit Depressionen eingesetzt wird.

IM GEHIRN VON VERLIEBTEN

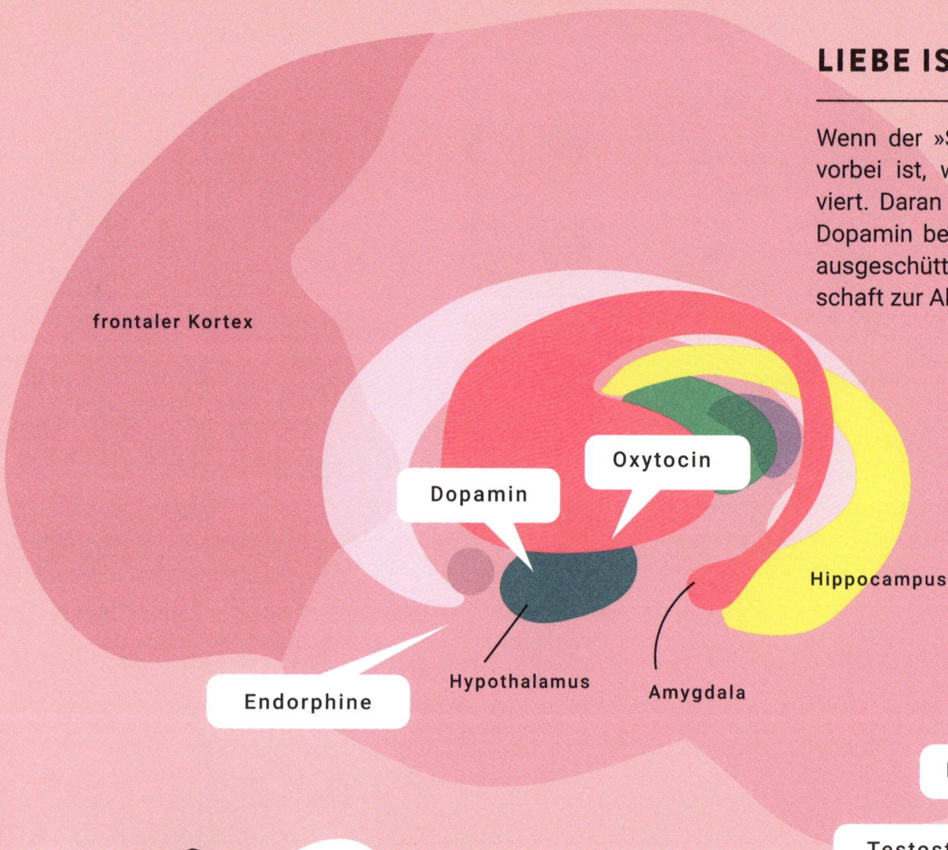

LIEBE IST EINE DROGE

Wenn der »Stress« der allerersten Verliebtheit vorbei ist, wird der Belohnungskreislauf aktiviert. Daran ist vor allem der Neurotransmitter Dopamin beteiligt. Er wird vom Hypothalamus ausgeschüttet und kann bei zu großer Leidenschaft zur Abhängigkeit vom anderen führen.

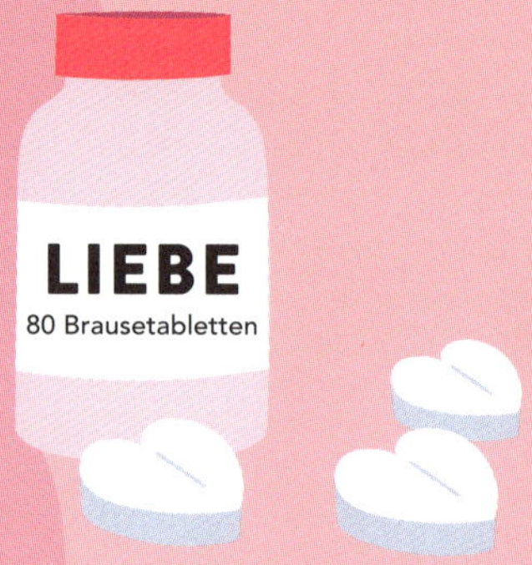

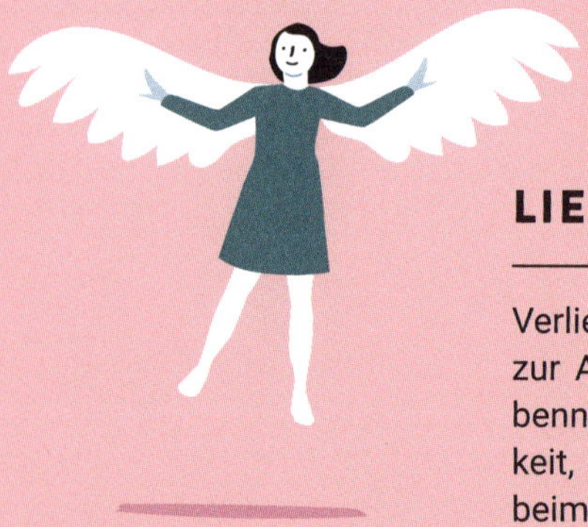

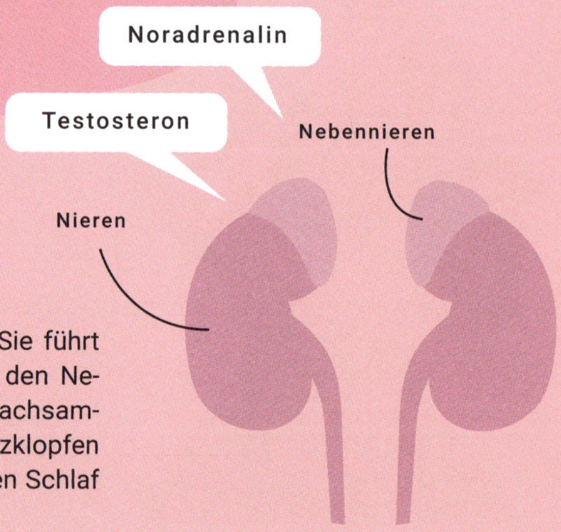

LIEBE VERLEIHT FLÜGEL

Verliebtheit beginnt mit einer Alarmreaktion. Sie führt zur Ausschüttung von Noradrenalin, das von den Nebennieren produziert wird. Dieses erhöht die Wachsamkeit, steigert den Herzschlag (das wilde Herzklopfen beim Anblick der geliebten Person), hemmt den Schlaf und verringert den Appetit.

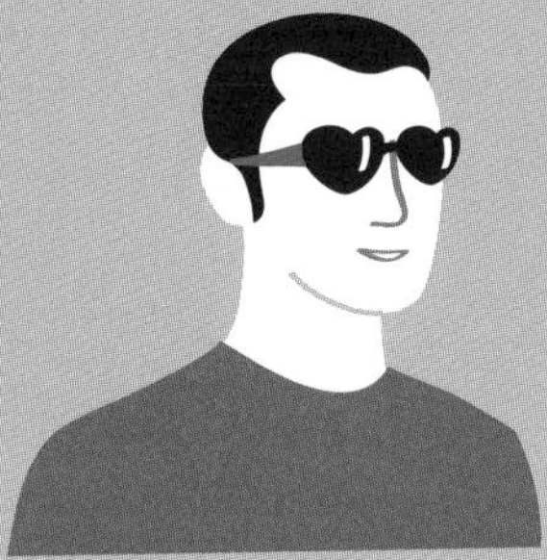

LIEBE MACHT BLIND

Neben der Aktivierung der Lustschaltkreise deaktiviert das Verliebtsein auch die Amygdala, die an negativen Emotionen und Urteilen beteiligt ist. Die Folge: Der Mensch nimmt den Partner verzerrt wahr, indem er dessen Unvollkommenheiten ausblendet.

LIEBE AUF DEN ERSTEN BLICK

Beim ersten Blick sucht der Hippocampus in seinem Fundus an Erinnerungen, ob das Gesicht, das wir sehen, uns guttun wird. Daraufhin kann der präfrontale Kortex anderen Gehirnregionen grünes Licht geben, die dann eingreifen.

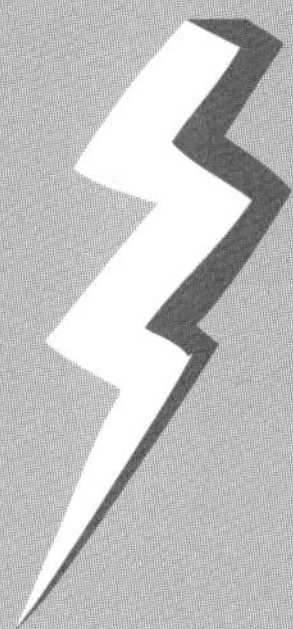

EXPLOSIVE MISCHUNG

Wenn es in der Beziehung zu sexuellem Kontakt kommt, wird ein explosiver Cocktail ausgeschüttet: Testosteron und Dopamin. Bei den ersten Lustgefühlen kommen zur Testosteronausschüttung weitere Hormone hinzu, die die Wirkung von Dopamin vervielfachen. Beim Erreichen des Orgasmus werden Endorphine ausgeschüttet, die ein starkes Wohlbefinden erzeugen.

MAN VERGISST NIE, WEN MAN LIEBT

Der Hippocampus ist an der Aufrechterhaltung des Verliebtheitszustands beteiligt, denn hier werden Erinnerungen – insbesondere positive – verwaltet. Der Mensch kann so die positiven Erinnerungen mit dem geliebten Menschen verknüpfen und dadurch die Beziehung weiter aufbauen. Dieser Erinnerungskreislauf muss durch kleine Aufmerksamkeiten oder Gesten gegenüber der geliebten Person aufrechterhalten werden, da es sonst zu einer Deaktivierung des Belohnungskreislaufs kommen kann.

MONOGAMIEHORMON?

Oxytocin galt lange Zeit als das Geburtshormon und sein Name leitet sich von dem griechischen Ausdruck für »schnell geboren werden« ab. Vasopressin wiederum ist vor allem für seine antidiuretische Rolle bekannt. Beide werden im Hypothalamus produziert. Durch Studien an Mäusen hat man die Hormone auch mit dem Liebesverhalten in Beziehung gesetzt.
Die Flachlandmaus ist monogam, während die Bergmaus polygam ist. Forscher übertrugen das Gen für den Vasopressinrezeptor in männliche Bergmäuse, die daraufhin monogam wurden. Gleichermaßen wurde die männliche Flachlandmaus durch die Blockierung des Vasopressinrezeptors polygam. Selbstverständlich darf man Liebesgefühle nicht nur auf die Hormone reduzieren. Die Liebe wird auch von unseren früheren Erfahrungen, unserem Gedächtnis und unserer Umwelt beeinflusst.

DAS GEHIRN IN ALARM-BEREITSCHAFT

HAT DIE DIGITALISIERUNG EINFLUSS AUF DAS GEHIRN?

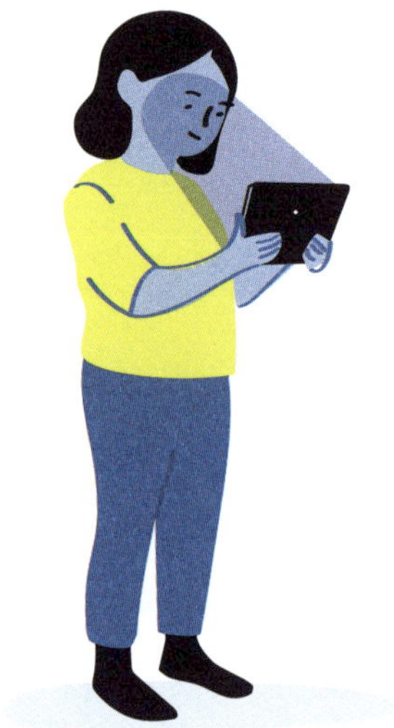

KINDER SCHÜTZEN

Zahlreiche Studien beschäftigen sich mit den Auswirkungen der Bildschirmnutzung auf die Gehirnentwicklung von Kindern. In Bezug auf die Auswirkungen der vor dem Bildschirm verbrachten Zeit widersprechen sich die Studien teilweise. Ein wichtigeres Kriterium scheint die Art der Nutzung zu sein. Viele Studien weisen auf die negativen Auswirkungen einer übermäßigen passiven oder rekreativen (zu Freizeitzwecken) Nutzung hin.

Bei dieser Art der Nutzung konnte durch bildgebende Verfahren gezeigt werden, dass es zu einer Abnahme der weißen Substanz und zu Auswirkungen auf die neuronalen Zellen in den Sprachareale kommen kann. Diese Daten bestätigen frühere Beobachtungen über die Verzögerung des Spracherwerbs und die verminderte Lesefähigkeit bei Kindern, die zu viel vor dem Bildschirm saßen.

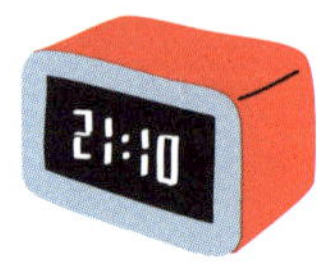

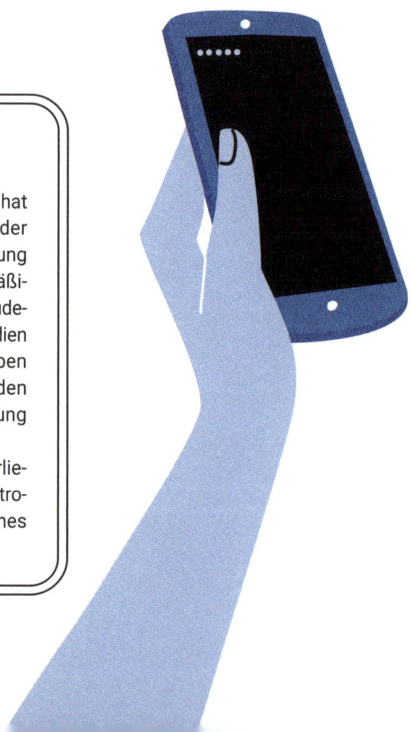

GEFÄHRLICHE STRAHLUNG?

Eine internationale Studie namens Interphone hat versucht, einen Zusammenhang zwischen der Entwicklung von Hirntumoren und der Belastung durch elektromagnetische Wellen bei regelmäßiger intensiver Nutzung von Smartphones aufzudecken. Seitdem wurden zahlreiche ähnliche Studien mit unterschiedlich großen Probandengruppen durchgeführt. Es ist jedoch schwierig, aus den Ergebnissen eine eindeutige Schlussfolgerung abzuleiten.

Aber obwohl noch nicht genügend Daten vorliegen, hat die Weltgesundheitsorganisation elektromagnetische Strahlung dennoch als mögliches Karzinogen eingestuft.

Außerdem konnte nachgewiesen werden, dass lange Bildschirmnutzungszeiten Schlafstörungen begünstigen, vor allem, wenn die Nutzung des Geräts vor dem Schlafengehen erfolgt. Das hat bei Kindern Auswirkungen auf das Lernen, die schulischen Leistungen und das Verhalten.

Als Vorsichtsmaßnahme empfiehlt die Weltgesundheitsorganisation, Kinder unter zwei Jahren von Bildschirmen ganz fernzuhalten und die Bildschirmnutzung für Kinder zwischen zwei und fünf Jahren auf eine Stunde pro Tag zu beschränken.

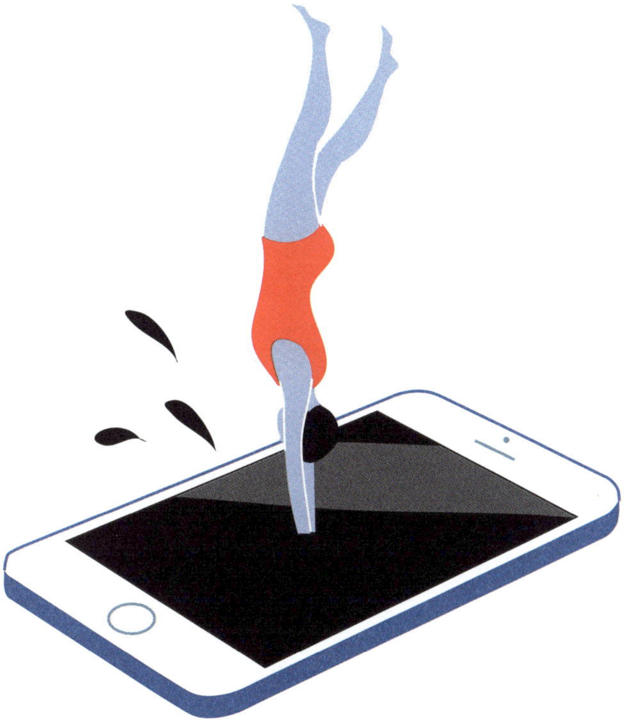

SUCHTGEFAHR

In der Fachliteratur werden verschiedene Suchterscheinungen beschrieben: Internetsucht, Abhängigkeit von sozialen Netzwerken, Videospielen und so weiter.
Mit bildgebenden Verfahren konnte gezeigt werden, dass es bei übermäßiger Bildschirmnutzung zu einer Verringerung des Volumens der mit der motorischen Koordination verbundenen Gehirnregionen sowie der weißen Substanz der Regionen kommen kann, die den Dopamin- und Serotoninhaushalt regulieren. Dadurch werden die Dopaminfreisetzung stimuliert, das Belohnungssystem gestört und eine Sucht ausgelöst, die der eines Drogenabhängigen ähnelt.

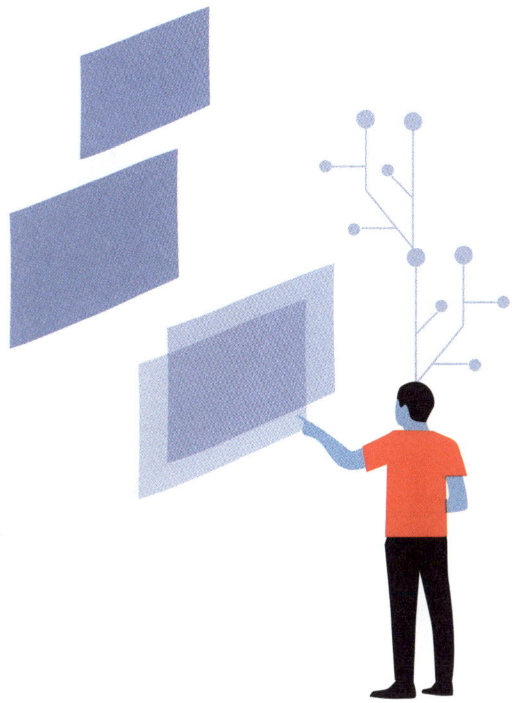

DIE TECHNIK BEHERRSCHEN

Die Erfindung des Buchdrucks oder des Radios lösten in ihrer jeweiligen Zeit viele Befürchtungen aus. Schon damals fürchtete man, sie könnten unserem Gehirn schaden. Wir mussten lernen, mit ihnen umzugehen und sie an unsere Denkweise anzupassen, während sich unsere Gedanken an sie anpassten. Dasselbe gilt für digitale Hilfsmittel. Videospiele beispielsweise erhöhen die selektive Aufmerksamkeit, also die Fähigkeit, sich auf relevante visuelle Informationen zu konzentrieren. Das kann helfen, schneller zu lernen.
Es ist also durchaus möglich, digitale Medien zum Wohle des Gehirns einzusetzen. Es gibt beispielsweise Apps, mit denen man es stimulieren kann, und andere (von denen einige in Zusammenarbeit mit Neurowissenschaftlern entwickelt wurden), um die Meditation zu erlernen oder auszuüben.

GEHIRN UND SCHMERZ

WAS GESCHIEHT BEI SCHMERZEN?

ALLES KOPFSACHE

Wenn ein Schlag mit dem Hammer danebengeht und den Finger trifft, tut der Finger an sich nicht weh. Aber der Schlag löst eine Reihe von Ereignissen aus, die das Gehirn dazu veranlassen, ihn als Bedrohung für den Körper zu interpretieren und den Finger als schmerzhaft zu definieren. Der Schmerzkreislauf ist also in erster Linie ein Schutzsystem.
Der Schmerzpfad oder *nozizeptive Pfad* beruht hauptsächlich auf der Aktivierung von Rezeptoren, die man *Nozizeptoren* nennt. Sie lassen ein Nervensignal entstehen, das die Schmerzreaktion auslöst. Zwei Arten von Fasern leiten diese Botschaft weiter: Schnelle Fasern übertragen einen intensiven Nervenimpuls, der rasch wieder verschwindet, während langsame Fasern eine weniger intensive, aber länger anhaltende Botschaft aussenden.

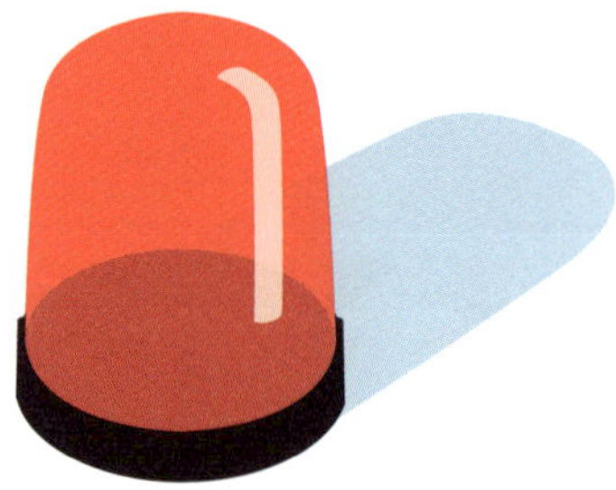

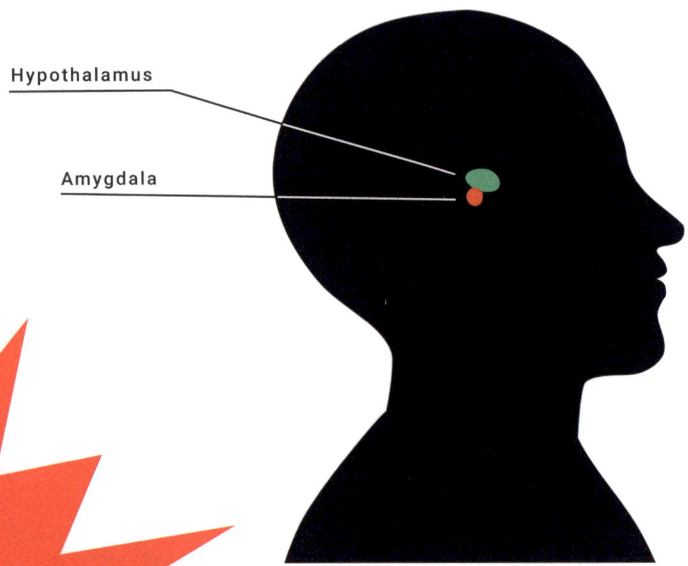

DEN SCHMERZ BERUHIGEN

Mitten im Gehirn befindet sich eine kleine Gruppe von 30 Neuronen, die an der Schmerzlinderung beteiligt ist. Im Hypothalamus erhält diese kleine Gruppe die Information über einen akuten Schmerz aus dem Rückenmark und aktiviert daraufhin die Ausschüttung von Oxytocin. Die Neuronen an der Peripherie des Körpers, die Schmerzsignale an das Gehirn senden, werden durch das Oxytocin beruhigt und die Schmerzempfindung verringert sich.
Die Amygdala spielt ebenfalls eine wichtige Rolle bei der Regulierung der Schmerzwahrnehmung. In Stresssituationen verstärkt sie das Schmerzempfinden. Wenn man sich jedoch auf eine andere Aufgabe konzentriert, wird die Amygdala das Schmerzempfinden reduzieren.
Man sollte jedoch keinesfalls akute Schmerzen ignorieren oder unterdrücken, denn sie sind in erster Linie ein Warnsignal

SCHMERZ UND BEWUSSTSEIN

Jahrzehntelang konnte man in den medizinischen Lehrbüchern lesen, dass Komapatienten keinen Schmerz empfinden. Man ging davon aus, dass es keinen »unbewussten Schmerz« gibt. Aber wie immer in der Biologie liegen die Dinge nicht so einfach. So konnte nachgewiesen werden, dass bei Patienten mit minimalem Bewusstsein und Locked-in-Syndrom das Gehirn auf ähnliche Weise aktiviert wird wie bei einem gesunden Menschen. Diese Patienten empfinden also Schmerzen, auch wenn sie ihr Leiden nicht ausdrücken können.
Weil es so schwierig ist, Bewusstsein diagnostisch zu definieren, sprechen solche Forschungsergebnisse dafür, dass auch Komapatienten eine Schmerztherapie erhalten sollten.

SUBJEKTIVES PHÄNOMEN

Es gibt nicht nur ein einziges Schmerzzentrum im Gehirn. Schmerz ist ein subjektives Phänomen mit mehreren Dimensionen: diskriminierend (Wo tut es mir weh? Aktivierung des sensorischen Kortex) und dann affektiv und kognitiv (Wie empfinde ich diesen Schmerz? Aktivierung des Inselkortex, des anterioren konsularischen Kortex und der präfrontalen und parietalen Areale).
Jede Schmerzempfindung wird also durch die Interaktionen eines breiten Netzwerks von Gehirnstrukturen erzeugt.
Die Aktivität dieses Netzwerks reagiert sensibel auf kognitive Regulierung. Das erklärt die Wirkung von Placebos, von Ablenkung oder Hypnose.
Außerdem kann dieses Netzwerk auch dann Schmerzen erzeugen, wenn kein auslösender sensorischer Reiz vorhanden ist. Das ist beispielsweise bei Phantomschmerzen nach einer Amputation oder bei chronischen Schmerzen bei Diabetikern mit Polyneuritis der Fall.

MIGRÄNE UND KOPFSCHMERZEN

Das Gehirn von Wirbeltieren befindet sich in einem Schädel und ist von schützenden Gehirnhäuten umgeben. Bei einem chirurgischen Eingriff wird vor dem Öffnen des Schädels nur die Gehirnhaut betäubt. Das Gehirn selbst ist schmerzunempfindlich.
Es gibt verschiedene Arten von Kopfschmerzen, die durch unterschiedliche Faktoren ausgelöst werden, beispielsweise Müdigkeit, Überanstrengung, Stress, Drogen- und Alkoholkonsum, Rauchen. Kopfschmerzen dürfen nicht mit Migräne verwechselt werden.
Migräne ist eine chronische Krankheit. Sie äußert sich durch wiederkehrende Attacken starker Kopfschmerzen. Die Anfälle dauern häufig mehrere Stunden und treten meist auf einer Seite des Kopfs auf. Ursache ist meist eine anormale neuronale Erregbarkeit, die mit komplexen genetischen Faktoren sowie mit Umweltfaktoren zusammenhängt. Bei Migräne kann es zu einer Stimulation des Hypothalamus kommen, die zu einer Entzündung der Arterien im Bereich der Hirnhäute führt. Körperliche Anstrengung, Lärm und Licht verschlimmern die Symptome.

GEHIRN UNTER STRESS

STRESSMANAGEMENT

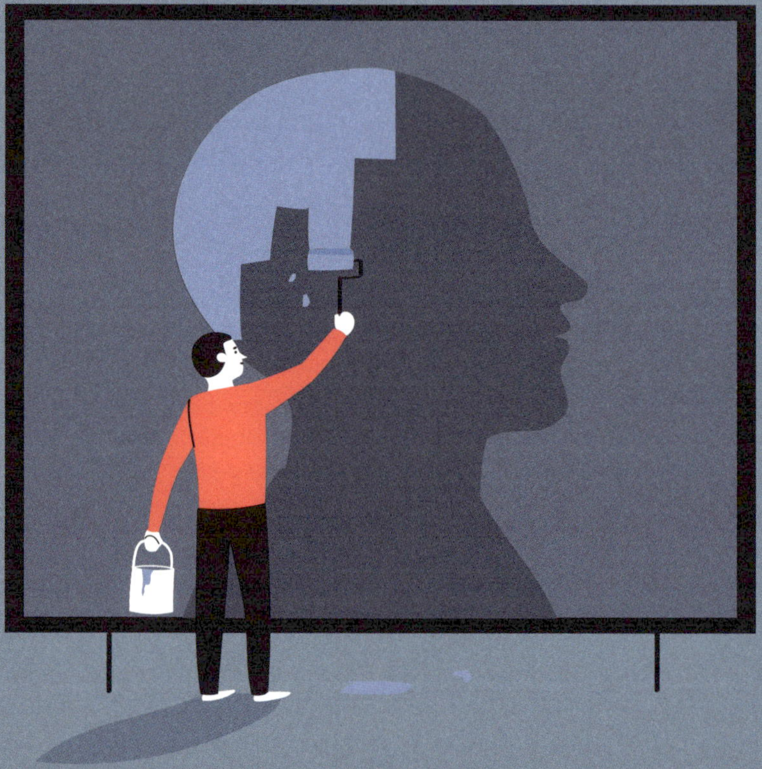

Stress ist überlebenswichtig. Er verursacht die Ausschüttung von Hormonen wie Cortisol, Adrenalin und Dopamin, erhöht dadurch die Wachsamkeit in Gefahrensituationen und macht uns fluchtbereit. Wenn er jedoch übermäßig lange andauert, wirkt er sich negativ auf unser Gehirn aus und kann Auslöser für Burn-out oder Depressionen werden.

Bei Stress entsteht eine »Überspannung« im Gehirn, es ist ständig aktiv, ständig in Alarmbereitschaft. Das Gehirn »überhitzt«, weil es mit Reizen überflutet wird. Chronischer Stress, der die Wiederherstellung des Gleichgewichts verhindert, führt zu tiefgreifenden Veränderungen der grauen und weißen Substanz.

Dieser Zustand lässt sich aber zum Positiven verändern, indem man beispielsweise an seinem Lebensstil arbeitet und sein Gehirn »umprogrammiert«, was zum Beispiel durch Meditation erreicht werden kann.

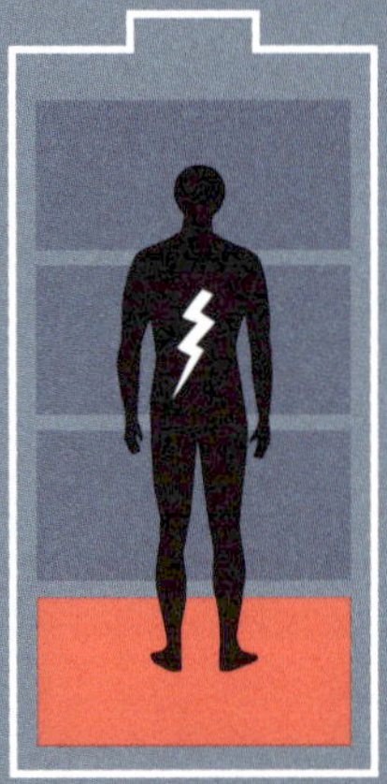

BURN-OUT

Ein Burn-out kann sich durch verschiedene Symptome äußern: Müdigkeit, Konzentrationsprobleme, Desinteresse an der Arbeit, Schlaflosigkeit, Ungeduld. Manche Patienten berichten sogar von Bauchschmerzen oder anderen körperlichen Beschwerden, außerdem kommt es häufiger zu Traurigkeit oder Angstzuständen.

Der Weg in den Burn-out vollzieht sich in vier Phasen. Zunächst wird der Körper durch Stress in ständige Alarmbereitschaft versetzt. Dann passt sich der Körper allmählich diesem Zustand an. Darauf folgt ein Zusammenbruch, bei dem die Stressgefühle wieder auftreten, und im Anschluss daran folgt das Gefühl, völlig ausgebrannt zu sein.

Im MRT konnte beobachtet werden, dass es im Gehirn zu einer verminderten Konnektivität zwischen dem anterioren cingulären Kortex und der Amygdala sowie zwischen der Amygdala, dem präfrontalen Kortex und dem motorischen Kortex kommt.

DEPRESSIONEN

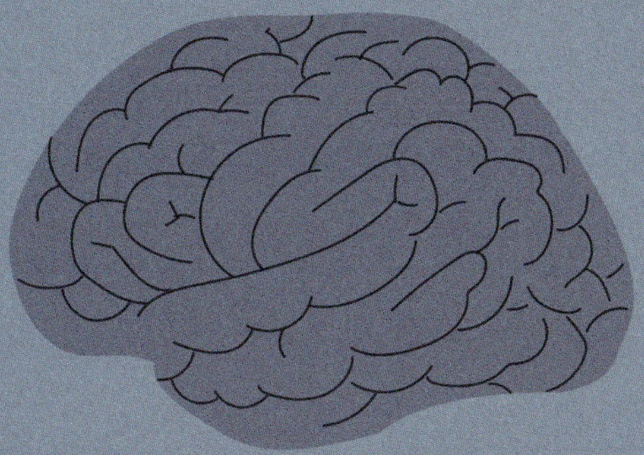

Im *Diagnostischen und Statistischen Manual Psychischer Störungen* (DSM) werden drei Typen von Depressionen beschrieben:

- **Major Depression** (schwere depressive Episode): gekennzeichnet durch zahlreiche Symptome wie Traurigkeit, Interessenverlust, düstere Gedanken, Müdigkeit, Appetitlosigkeit und Konzentrationsschwierigkeiten. Sie wirkt sich auf die Aktivität des Patienten aus und kann einmalig oder wiederholt auftreten.
- **Chronische Depression**: hat ähnliche Symptome, ist insgesamt zwar weniger intensiv, dauert aber länger an.
- **Bipolare Störung**: Wechsel zwischen Hochs und Tiefs.

Im Gehirn ist bei depressiven Störungen eine Abnahme des Volumens des Hippocampus zu beobachten, was die Gedächtnis- und Konzentrationsstörungen erklärt. Gleichzeitig verringert sich die Aktivität des präfrontalen Kortex, die weiße Substanz nimmt ab und es kommt zu einer Überaktivierung der Amygdala, die beispielsweise für Angstzustände verantwortlich ist. Mit bildgebenden Verfahren konnte außerdem eine Veränderung der weißen Substanz festgestellt werden, vor allem in den Bereichen, die mit dem Belohnungskreislauf in Zusammenhang stehen.
Die Diagnose erfolgt jedoch klinisch: Man braucht kein MRT, um eine Depression festzustellen.

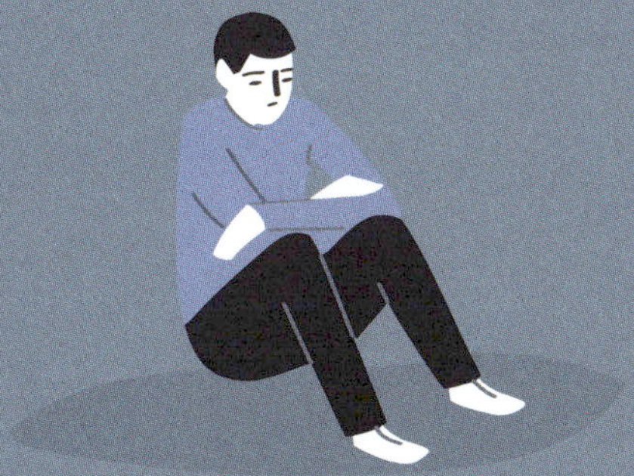

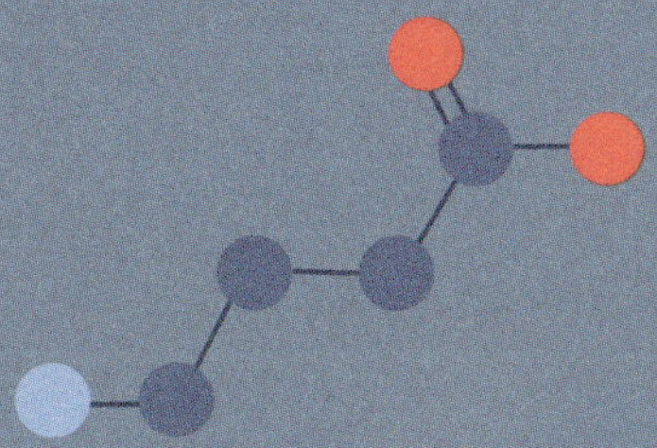

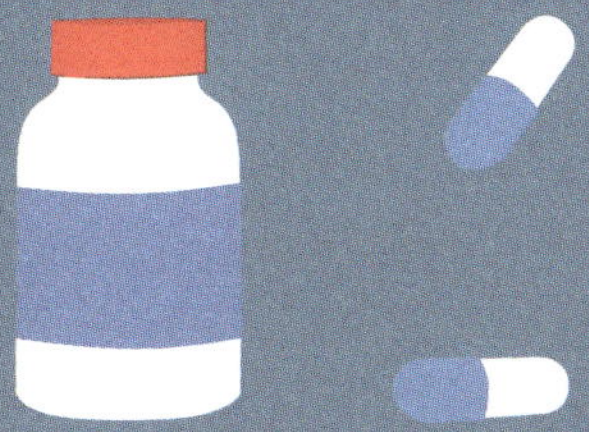

GABA, GEHEIMWAFFE GEGEN STRESS

Gamma-Aminobuttersäure, kurz GABA, ist eines der Hauptopfer von chronischem Stress. Dieser Neurotransmitter wirkt hemmend auf Neuronen und verringert ihre Fähigkeit, sich zu erregen, sobald er sich an ihre Rezeptoren bindet. Interessanterweise wurde ein Zusammenhang zwischen einem niedrigen GABA-Spiegel und psychischen Störungen wie Depressionen beobachtet. Benzodiazepine, eine Familie von Beruhigungs- und Schlafmitteln zielen genau auf GABA ab, indem sie deren Wirkung auf die Rezeptoren verstärken und so Angstzustände reduzieren. Langfristig besteht dabei allerdings die Gefahr einer Abhängigkeit. Darum ist es wichtig, bei chronischem Stress selbst aktiv zu werden, etwa indem man seine Bedürfnisse am Arbeitsplatz äußert, Achtsamkeit übt oder eine entspannende Aktivität (wie Yoga, Meditation, Tai-Chi) betreibt. Hilfreich sind außerdem regelmäßige Bewegung sowie erholsamer Schlaf (ohne Schlaftabletten). Bei anhaltenden Beschwerden sollte ein Arzt oder Psychologe konsultiert werden.

WAS SIND DEGENERATIVE KRANKHEITEN?

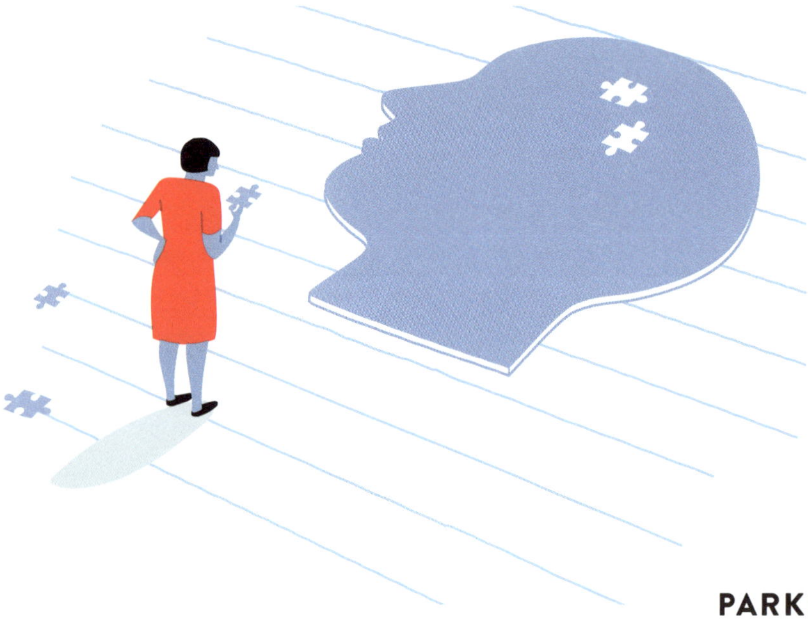

Eine degenerative Krankheit ist durch den fortschreitenden Abbau eines Organs gekennzeichnet. Im Fall von Alzheimer und Parkinson ist das Gehirn betroffen, man spricht von neurodegenerativen Krankheiten. Die Ursachen dieser Krankheiten sind noch nicht erschöpfend geklärt. Man kann sie bislang nicht vollständig heilen, sondern nur die Symptome lindern oder das Fortschreiten verlangsamen.

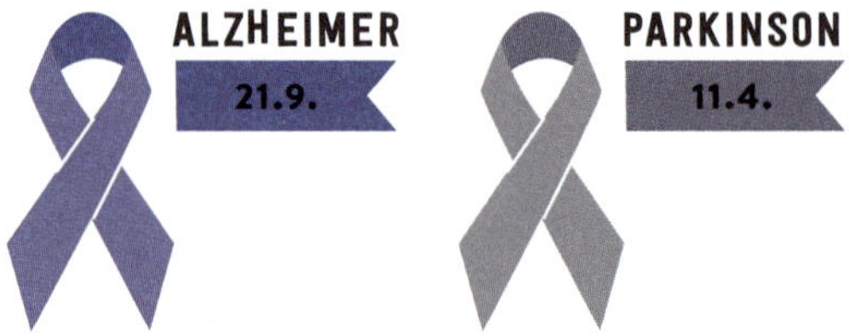

INTERNATIONALE AKTIONSTAGE

PARKINSON

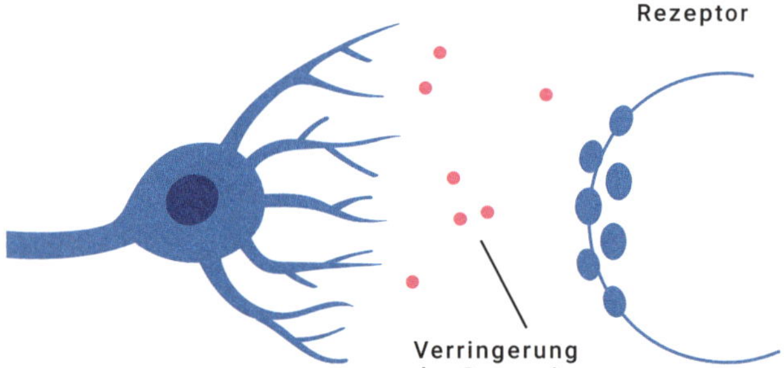

Die Parkinsonkrankheit kennt man vor allem wegen des Tremors, den sie verursacht. Er ist tatsächlich ein Symptom, aber nicht das einzige, und nicht jeder Tremor wird durch Parkinson verursacht. Die Krankheit wirkt sich auf die Bewegungen im Allgemeinen aus: Verlangsamung der Schritte, geringerer Bewegungsspielraum, reduzierte Mimik, zunehmend unleserliche Handschrift. Die Ursache dafür ist ein Verlust von Neuronen in dem Bereich des Hirnstamms, der mit Bewegung in Zusammenhang steht. Es kommt zu einer Anhäufung toxischer Proteine in den Zellen, die Dopamin produzieren. Die Dopaminproduktion verringert sich und dadurch kommt es zu Schwierigkeiten auf motorischer und kognitiver Ebene.
Regelmäßiges aerobes Training und Koffein (Kaffee, Tee) könnten das Parkinsonrisiko verringern. Bei Patienten, die früher im Krankheitsverlauf mit dem Training beginnen, verschlechtert sich die Lebensqualität langsamer als bei Patienten, die später damit anfangen.

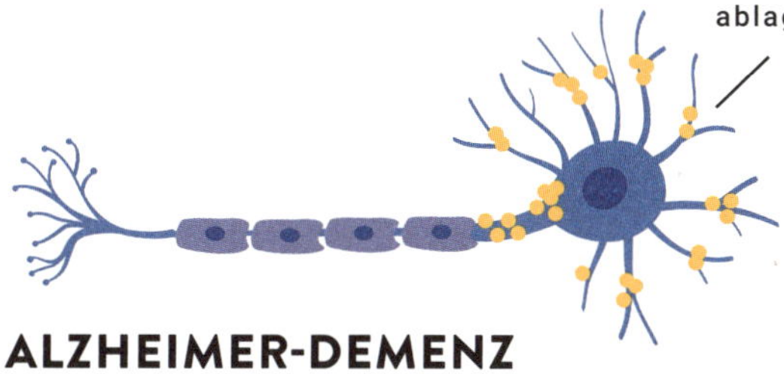

ALZHEIMER-DEMENZ

Die Alzheimerkrankheit wurde erstmals 1906 von dem deutschen Arzt Alois Alzheimer beschrieben. Bis heute ist ihre Ursache nicht vollständig bekannt. Es handelt sich um einen sehr komplexen Krankheitsprozess, der zur Bildung von »Plaques« (Proteinablagerungen) in den Gehirnzellen führt. Die derzeitige Behandlung besteht darin, diesen Prozess zu verlangsamen, aber es gibt noch keine Medikamente, die ihn aufhalten können. Alzheimer-Demenz beginnt oft mit geringfügigen Gedächtnisproblemen, die als »leichte kognitive Beeinträchtigung« bezeichnet werden. Danach beginnt die Krankheit, Bereiche und Netzwerke im Gehirn zu beeinträchtigen, die unser Bewusstsein beeinflussen. Manche Patienten erkennen ihre Familienmitglieder oder sich selbst nicht mehr. Sie befinden sich jedoch nicht in einem vegetativen Zustand, sondern in einem Zustand minimalen Bewusstseins. Selbst wenn viele ihrer Bewegungen reinen Reflexen ähneln, bedeutet dies nicht, dass sie nichts fühlen.

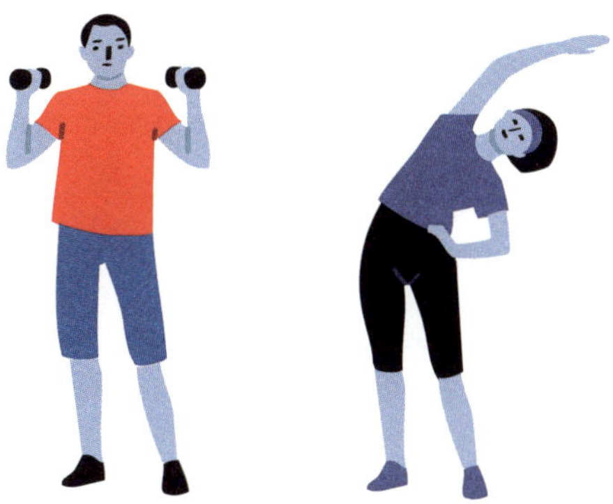

DIESEN KRANKHEITEN VORBEUGEN

Die genauen Ursachen für neurodegenerative Erkrankungen sind noch nicht bekannt, es wird aber angenommen, dass der Kontakt mit Herbiziden und Pestiziden das Risiko erhöhen kann. Medikamente helfen, die Probleme bei der Bewegung und das Zittern in den Griff zu bekommen. Sie erhöhen oder ersetzen das Dopamin. Wenn bei fortgeschrittener Krankheit die Reaktion auf Medikamente (Dopamin) instabil ist, kann auch die tiefe Hirnstimulation zum Einsatz kommen. Dabei wird eine Elektrode ins Gehirn des Patienten implantiert und von einem Gerät gesteuert, das einem Herzschrittmacher ähnelt.

Die zweithäufigste Form der Demenz ist die vaskuläre Demenz. Vorbeugend sind alle Maßnahmen sinnvoll, die das Risiko für Herz-Kreislauf-Erkrankungen senken (also gleichzeitig vor Schlaganfällen und Herzinfarkten schützen): Verzicht auf Rauchen, geringer Alkoholkonsum, gesunde und ausgewogene Ernährung (fünf Portionen Obst und Gemüse pro Tag) sowie mindestens zweieinhalb Stunden Bewegung pro Woche (Fahrradfahren oder zügiges Gehen). Ratsam ist außerdem, Blutzuckerspiegel und Blutdruck regelmäßig zu kontrollieren und chronischen Stress abzubauen.

Schließlich können auch wiederholte Traumata und Gehirnerschütterungen zu Demenz (nachgewiesen bei American-Football-Spielern) und Parkinson (wie beim Boxchampion Muhammad Ali) führen.

Es gibt einige Medikamente, die bei Demenz verordnet werden können. Manche erhöhen den Acetylcholinspiegel. Diese Substanz kommt natürlich im Gehirn vor und hilft den Nervenzellen, miteinander zu kommunizieren. Auch wenn bislang kein Medikament die Krankheit heilen kann, ist nachgewiesen, dass geistige Aktivität und kognitive Stimulation positive Auswirkungen haben.

Um lange geistig fit zu bleiben, empfiehlt es sich, zu lesen, Fremdsprachen zu lernen, Gehirntrainingsspiele zu spielen, Musik zu machen, sich ehrenamtlich zu engagieren, an Sport oder Gruppenaktivitäten teilzunehmen oder andere neue Aktivitäten auszuprobieren.

PSYCHOSE

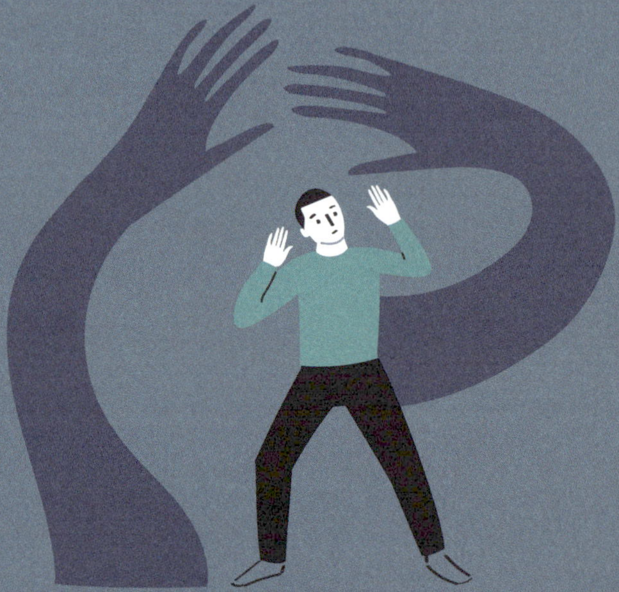

SINNSUCHE

Kennzeichen einer Psychose ist der Verlust des Realitätsbewusstseins. Der Patient ist nicht mehr in der Lage, zwischen der Realität und seinen Vorstellungen zu unterscheiden. Sie tritt relativ häufig im späten Jugendalter auf und es wird geschätzt, dass etwa drei von hundert Menschen in ihrem Leben mindestens eine psychotische Episode erleben.
Untersuchungen haben gezeigt, dass eine Psychose nicht durch ein krankes oder geschädigtes Gehirn verursacht wird, sondern vielmehr durch ein Gehirn, das um jeden Preis einen Sinn in mehrdeutigen Informationen sucht.

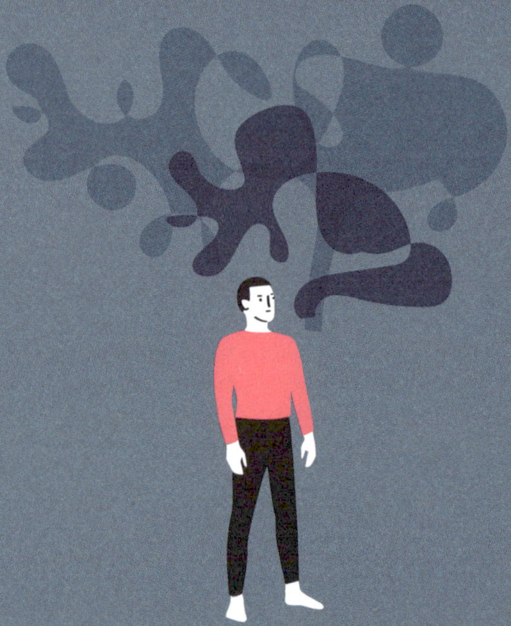

PSYCHISCHE KRANKHEIT

Störungen der psychischen Gesundheit können sich in unterschiedlicher Weise auf die Gefühle, Gedanken, Wahrnehmungen oder Verhaltensweisen der Betroffenen auswirken und sich beispielsweise durch schwere Depression, Angststörungen, Schizophrenie, Essstörungen und Suchtverhalten äußern. Gelegentliche Störungen der psychischen Gesundheit kommen bei vielen Menschen vor. Von einer psychischen Krankheit spricht man, wenn die Leistungsfähigkeit am Arbeitsplatz oder in der Schule beeinträchtigt ist oder zwischenmenschliche Beziehungen leiden. In vielen Fällen können die Symptome mit einer Kombination aus Medikamenten und Psychotherapie behandelt werden.
Man geht davon aus, dass psychische Erkrankungen verschiedene Ursachen haben können. Dazu gehören genetische Faktoren (Vorhandensein der Krankheit bei einem Elternteil) und Umweltfaktoren (Stress, Einflüsse, Toxine, Alkohol, Drogen). Bestimmte Gene können das Risiko erhöhen und auch schwierige Lebenssituationen können psychische Erkrankungen auslösen (finanzielle Probleme, Tod eines geliebten Menschen oder Scheidung). In der Regel zeigen bildgebende Verfahren keine strukturellen Schäden im Gehirn, es sei denn, es handelt sich um ein Schädel-Hirn-Trauma oder eine andere Hirnverletzung.

IM GEHIRN EINES SCHIZOPHRENEN

Weltweit ist etwa ein Prozent aller Menschen an Schizophrenie erkrankt, in Deutschland sind es etwa 400 000 Personen. Die Krankheit tritt bei Männern häufiger auf als bei Frauen, wofür die Gründe noch unbekannt sind, und entwickelt sich im Allgemeinen in der Jugend oder im jungen Erwachsenenalter. Diese psychische Erkrankung kann zu zahlreichen kognitiven Funktionsstörungen führen, darunter Gedächtnisschwäche, Aufmerksamkeitsstörungen, Konzentrationsstörungen, verminderte Planungsfähigkeit, gestörte Verhaltenskontrolle, Halluzinationen, verschwommenes und sprunghaftes Denken.

Schizophrenie ist eine schwere psychische Störung, bei der die Menschen die Realität auf anormale Weise interpretieren. Sie kann zu einer Kombination aus Halluzinationen, Wahnvorstellungen, extrem unkoordinierten Gedanken und abnormen Verhaltensweisen führen, die Alltagsbewältigung stark beeinträchtigen und Behinderungen zur Folge haben.

Im Gehirn wurden Anomalien in der Kommunikation zwischen dem Hippocampus und dem präfrontalen Kortex sowie zwischen den Neuronen, die diese beiden Strukturen bilden, nachgewiesen. Es gibt zwar keine Hinweise auf eine bestimmte Hirnschädigung, aber bildgebende Verfahren zeigen eine Reduktion der grauen und weißen Substanz. Diese strukturellen Veränderungen sind vor Beginn der Krankheit nachweisbar. Das eröffnet die Aussicht, das Vorhandensein der Krankheit mithilfe bildgebender Verfahren zu erkennen und den Ausbruch vorherzusagen.

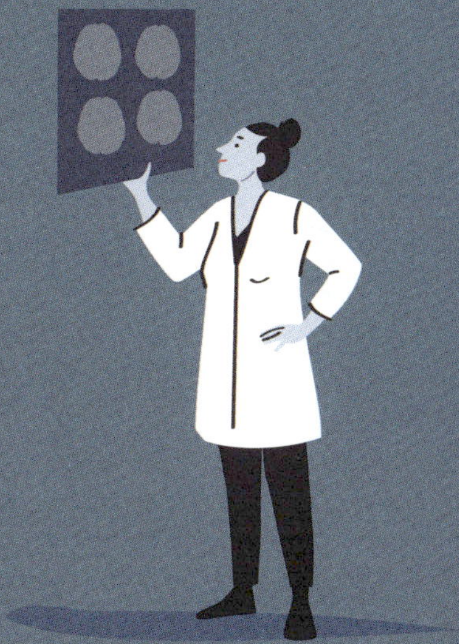

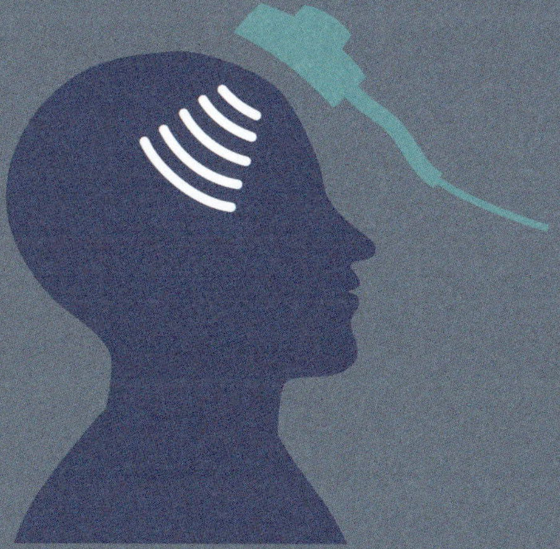

HILFREICHE WELLEN

Infraschall ist eine Schallschwingung mit Frequenzen unterhalb von 20 Hertz, die für das menschliche Ohr nicht wahrnehmbar sind. Sie können jedoch unsere Wahrnehmung beeinflussen. So wurde beschrieben, dass Personen, die Infraschall ausgesetzt sind, Halluzinationen und Panikattacken erleiden können.

Elektromagnetische Wellen können jedoch auch zu positiven Zwecken eingesetzt werden. Um die kleinen Stimmen auszuschalten, die das Gehirn eines schizophrenen Patienten verwirren, kann die transkranielle Magnetstimulation eingesetzt werden. Dabei wird eine Spule auf den Schädel des Patienten gesetzt, die zielgerichtet schmerzlose Wellen aussendet. Diese Wellen stimulieren die Neuronen im Zielbereich und verändern ihre Aktivität. Die ersten Ergebnisse sind ermutigend, wenngleich es noch nicht gelungen ist, die Stimmen im Kopf ganz auszuschalten. Sie eröffnen jedoch vielversprechende Perspektiven für neue Behandlungsmethoden.

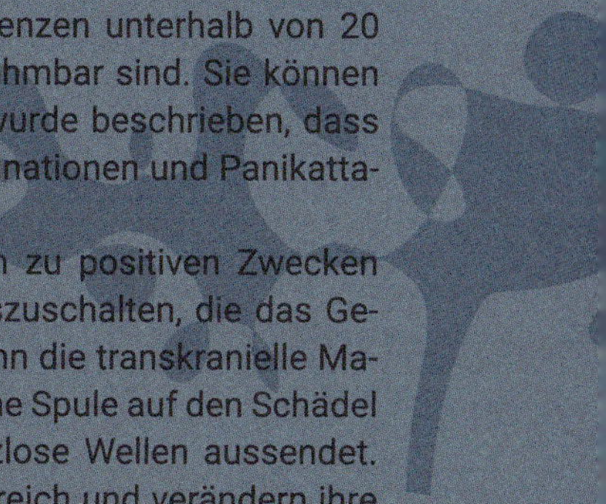

WAS IST EIN KOMA?

Ein Koma zeichnet sich dadurch aus, dass die betroffene Person weder wach noch bei Bewusstsein ist. Die Person nimmt ihre Umgebung nicht wahr und wacht auch bei Stimulation nicht auf. Unter normalen Umständen dient die Nervenstruktur im Hirnstamm (Retikulärformation) als Aktivator, der die Hirnrinde ständig mit Informationen versorgt und dadurch wach hält. Während des Komas erfüllt diese Nervenstruktur ihre Funktion aufgrund von Verletzungen von Neuronen, Axonen oder des Hirnstamms nicht mehr.

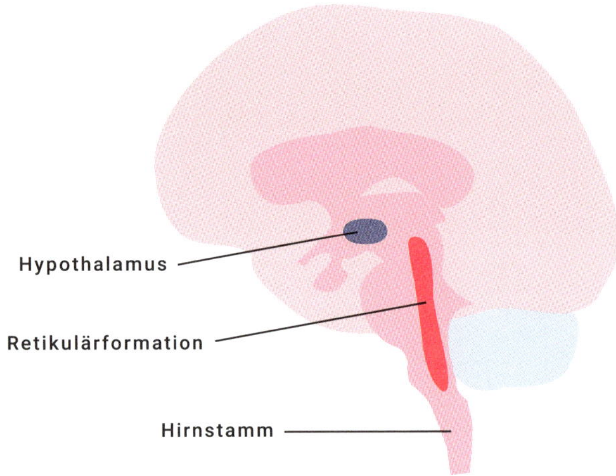

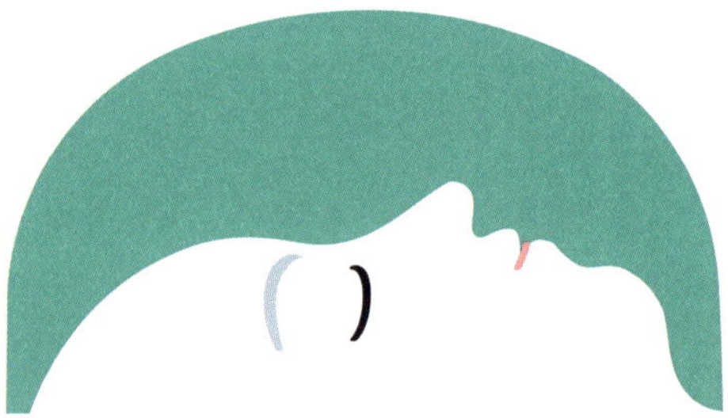

MINIMALER BEWUSSTSEINSZUSTAND UND LOCKED-IN-SYNDROM

Normalerweise beginnen Menschen, die im Koma liegen, nach einigen Wochen aufzuwachen. Manche Patienten kehren jedoch aus dem Koma zurück, ohne Anzeichen von Bewusstsein zu zeigen. Ihre Bewegungen sind lediglich reflexartig und die Betroffenen befinden sich in einem vegetativen Zustand, der heute als »nicht ansprechbares Wachsyndrom« bezeichnet wird. Sobald Bewegungen beobachtet werden, bei denen es sich nicht mehr um einfache Reflexe handelt, befindet sich der Patient im Zustand des minimalen Bewusstseins. In diesem Zustand zeigen die Menschen flüchtige und reproduzierbare Verhaltensweisen, die von einem Bewusstsein zeugen, ohne jedoch kommunizieren zu können. Schließlich kann es vorkommen, dass Menschen nach einem Koma bei vollem Bewusstsein sind, dies aber aufgrund eines gelähmten Körpers nicht zeigen können. Bei ihnen unterbricht eine Verletzung im Hirnstamm die motorischen Fasern mit Ausnahme derer, die die Augenbewegungen steuern. In diesem Fall spricht man vom Locked-in-Syndrom.

UND DAS BEWUSSTSEIN?

Im komatösen Zustand bleibt der Hirnstamm relativ verschont. Graue und weiße Substanz hingegen weisen ausgedehnte Schädigungen auf, was vor allem mit einer starken Abnahme des Hirnstoffwechsels zusammenhängt. Die Folge ist eine fortschreitende Degeneration der Neuronen. Es kann auch zu einer Funktionsstörung des assoziativen Kortex kommen, insbesondere der bilateralen präfrontalen Regionen, der Broca-Areale, der *temporoparietalen* und *posterioren parietalen Areale* und des *Precuneus*. Diese Bereiche sind für die mit dem Bewusstsein verbundenen Funktionen (Aufmerksamkeit, Gedächtnis, Sprache, bewusste Wahrnehmung) wichtig. Im Gegensatz dazu wird beim Locked-in-Syndrom nur ein begrenzter Bereich des Kleinhirns geschädigt. Die zellulären und molekularen Mechanismen sowie die Bedingungen, unter denen das Bewusstsein wiedererlangt werden kann, sind noch nicht ausreichend erforscht.

KOMA UND GEHIRNAKTIVITÄT

In Fällen von Koma sind verschiedene Variationen zu beobachten, wobei immer eine gewisse Gehirnaktivität vorhanden ist. Bei Patienten im nicht ansprechbaren Wachzustand ist die Gehirnaktivität auf 40 Prozent der normalen Aktivität beschränkt, während Patienten im Stadium des Minimalbewusstseins eine höhere Aktivität aufweisen. Diese Aktivität nimmt zu, wenn sie wieder in der Lage sind, ihre Gedanken und Gefühle mitzuteilen. Bei Patienten mit Locked-in-Syndrom ist die Gehirnaktivität beinahe identisch mit der eines normal aktiven Patienten.

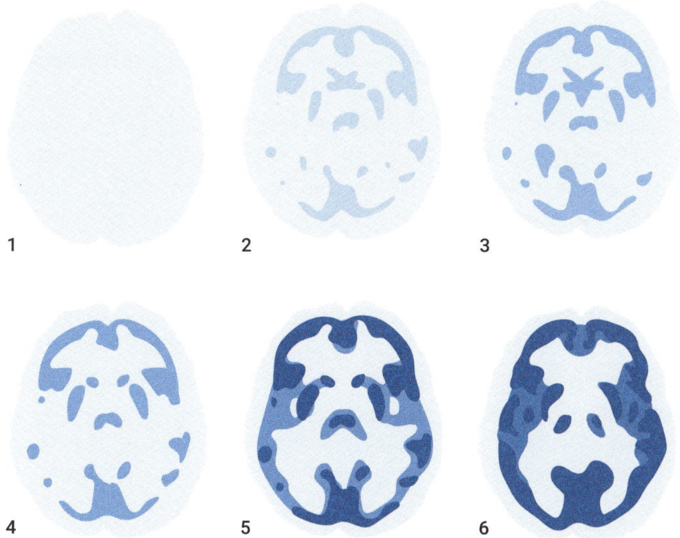

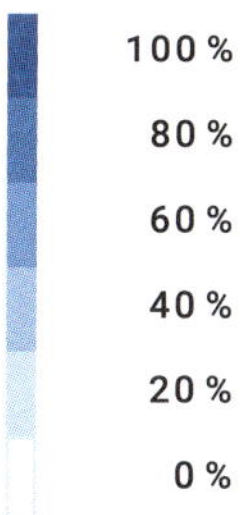

1. Hirntod
2. Nicht ansprechbarer Wachzustand
3. Minimalbewusstsein
4. Kommunikation
5. Locked-in-Syndrom
6. Normalzustand

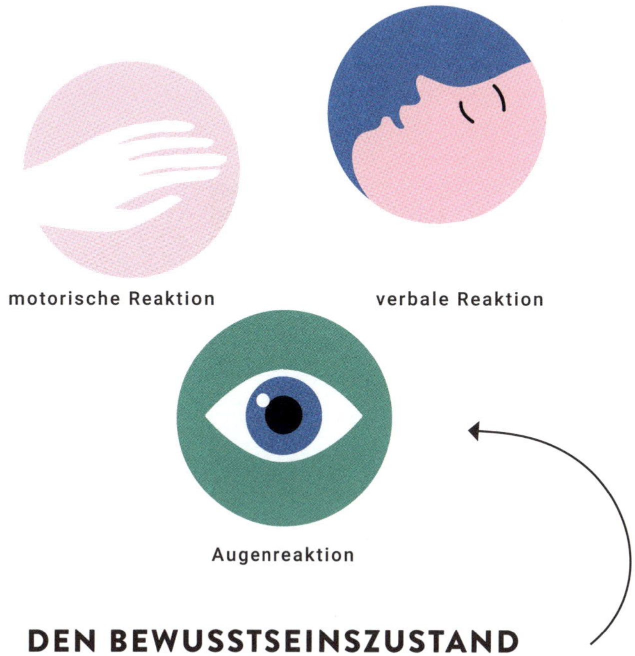

DEN BEWUSSTSEINSZUSTAND FESTSTELLEN

Zum Ermitteln des Bewusstseinszustands stehen verschiedene Möglichkeiten zur Verfügung. Die Glasgow-Skala erlaubt eine schnelle Beurteilung und lässt sich leicht in die Krankenpflege integrieren: Der Bewusstseinszustand wird durch eine Anzahl von Punkten angegeben, die auf drei Kriterien beruht (Augenöffnung, verbale Reaktion und motorische Reaktion). Die Glasgow-Lüttich-Skala umfasst zusätzlich Kriterien, die sich auf die Beurteilung der Hirnstammreflexe beziehen. Bei nicht ansprechbaren Wachpatienten wird ein Verfahren namens SECONDS (Simplified Evaluation of Consciousness Disorders) verwendet. Diese Instrumente sind von entscheidender Bedeutung: Studien zeigen, dass für ein Drittel der Patienten, die ihr Koma überleben, falsche Diagnosen gestellt wurden. Das ist in klinischer und ethischer Hinsicht mehr als bedenklich.

STIRBT DAS GEHIRN?

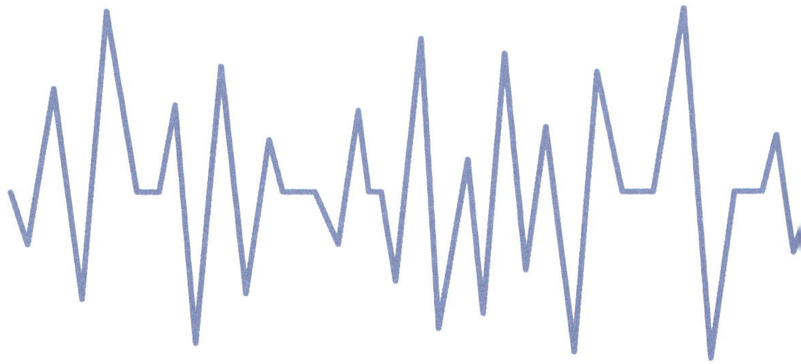

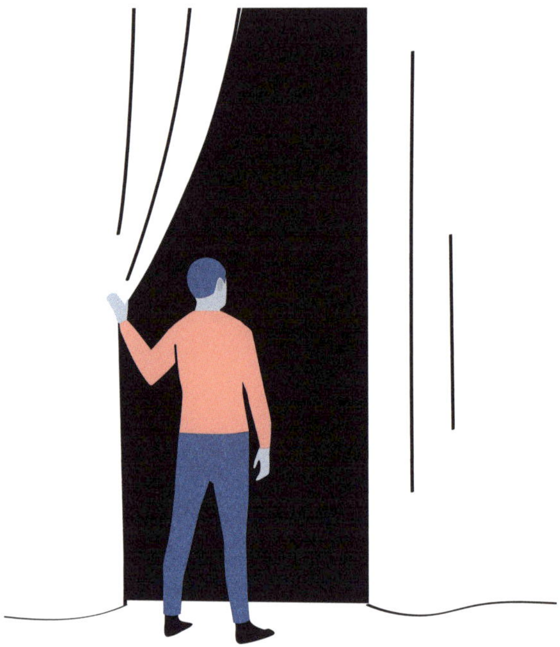

HIRNTOD IM BILD

Durch die Verwendung von PET-Scan-Techniken mit dem Glukosemarker lässt sich die Gehirnaktivität messen. So können Wissenschaftler nicht nur verschiedene Bewusstseinszustände definieren, sondern auch den Zustand des Hirntods beobachten. Die Gehirnaktivität eines wachen, bewussten und gesunden Patienten beträgt 100 Prozent, während hirntote Patienten keinerlei Aktivität mehr zeigen. Lediglich die Haut, die den Schädel umgibt, verbraucht noch etwas Energie, was oft auf PET-Aufnahmen zu sehen ist. Der restliche Schädel erscheint wie eine »leere Box«

EINE FRAGE DER DEFINITION

Ist der Tod ein eingegrenzter Zeitpunkt oder ein Prozess? Der Todeszeitpunkt wird durch das dauerhafte Aussetzen von Atmung, Herzschlag und Gehirntätigkeit definiert, also derjenigen Funktionen, die notwendig sind, damit der Organismus als eigenständige Einheit funktioniert. Wenn das Gehirn nicht mehr mit Blut versorgt wird und keine Reflexe im Hirnstamm mehr stattfinden, spricht man vom Hirntod. Gemeint ist damit ein irreversibles Koma, das mit einer vollständigen Zerstörung des Gehirns und des Hirnstamms einhergeht oder bei dem diese völlig funktionslos sind, selbst wenn das Herz noch schlägt oder die Person mithilfe des Beatmungsgeräts atmet und eine warme Temperatur beibehält.

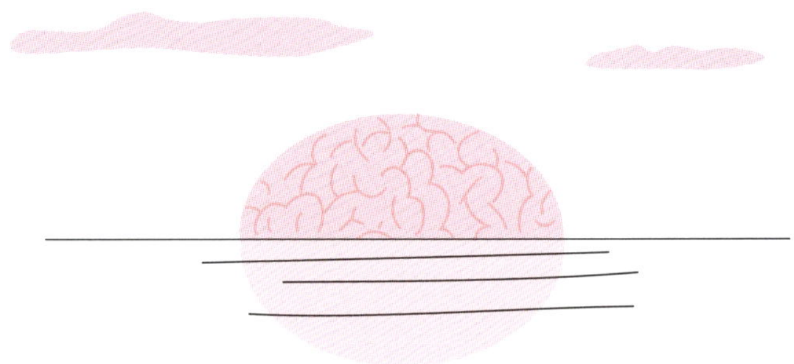

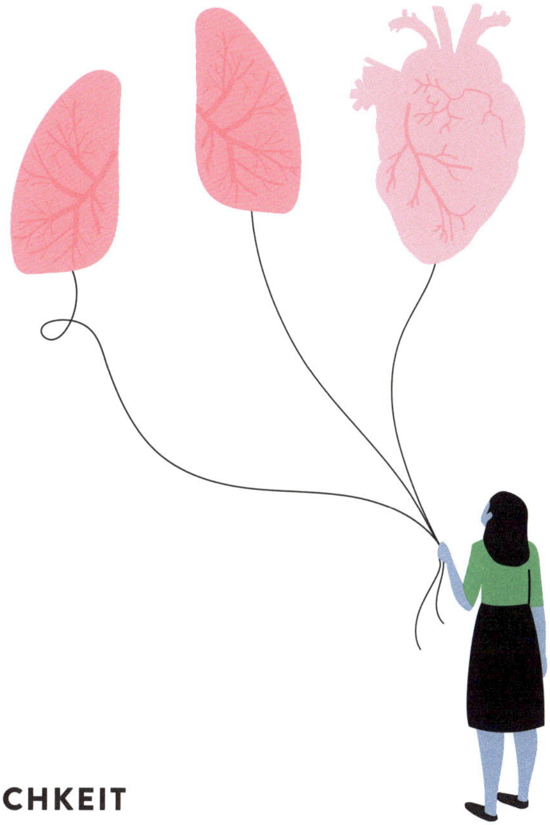

DAS LICHT AM ENDE DES TUNNELS

Der Ausdruck »Nahtoderfahrung« wurde 1975 durch den amerikanischen Arzt Raymond Moody geprägt. Es kam zu einer Enttabuisierung dieses Phänomens und betroffene Menschen äußerten sich erstmals öffentlich über ihre Erfahrung. Manchmal werden diese Berichte als Beweis für ein Leben nach dem Tod angeführt. Sie wurden aber auch wissenschaftlich ausgewertet, um das Phänomen besser einordnen zu können. So berichteten Betroffene, dass sie sich selbst aus ihrem Körper heraustreten sahen und am Ende eines Tunnels ein weißes Licht erblickten, das hell leuchtete. Manche sahen sogar ihr ganzes Leben vorbeiziehen. Studien haben gezeigt, dass es möglich ist, durch elektrische Stimulation des rechten *temporoparietalen Kortex* solche Gefühle der Körperlosigkeit auszulösen.

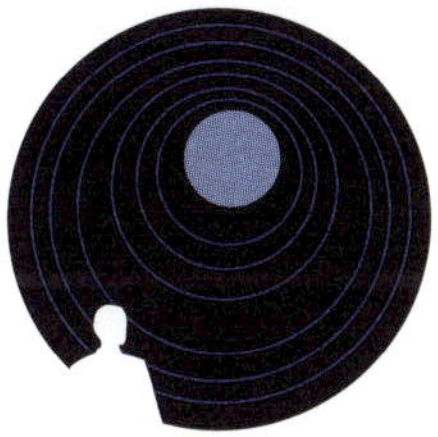

ZEUGENSUCHE

Unser Labor hat über 1600 solcher Erlebnisse ausgewertet und wir sind weiterhin auf der Suche nach Zeugen (Kontakt: nde@uliege.be). Das Nahtodphänomen wird von der Wissenschaft nach wie vor nicht verstanden. So kommt es zu einer Spaltung in zwei Lager: Die einen sehen darin einen Beweis für ein Leben nach dem Tod und die Existenz der Seele unabhängig von der Gehirnaktivität. Andere, die das Bewusstsein als Funktion der neuronalen Aktivität sehen, betrachten Nahtoderfahrungen als bloße Halluzination. Die Debatte über dieses Thema ist also noch nicht abgeschlossen.

UNSTERBLICHKEIT

Wenn man einen sicheren Beweis für ein Leben nach dem Tod sucht, müsste man wohl die Organspende nennen. Heute ist allgemein anerkannt, dass der Hirntod mit dem Tod des Menschen gleichzusetzen ist. Die Diagnose muss zweifelsfrei sein und sie beruht auf strengen Kriterien. Seit die Hirntodkriterien zur Definition des Todes herangezogen werden, hat nachweislich kein Patient, der korrekt für hirntot erklärt wurde, das Bewusstsein wiedererlangt. Die Empfehlungen für die Hirntoddiagnostik sind zwar von Land zu Land unterschiedlich, aber sie sind generell notwendig, damit Organe entnommen werden können, um sie wartenden Empfängern zu transplantieren. Dadurch kann ein Teil des Verstorbenen weiterleben und neues Leben schenken. Ein hirntoter Patient kann bis zu sieben Leben retten. Darum ist es so wichtig, dass sich jeder Erwachsene mit dem Thema beschäftigt und festlegt, ob nach seinem Tod Organe entnommen werden dürfen oder nicht.

DAS GEHIRN DER ZUKUNFT

LÄSST SICH DAS GEHIRN REPARIEREN?

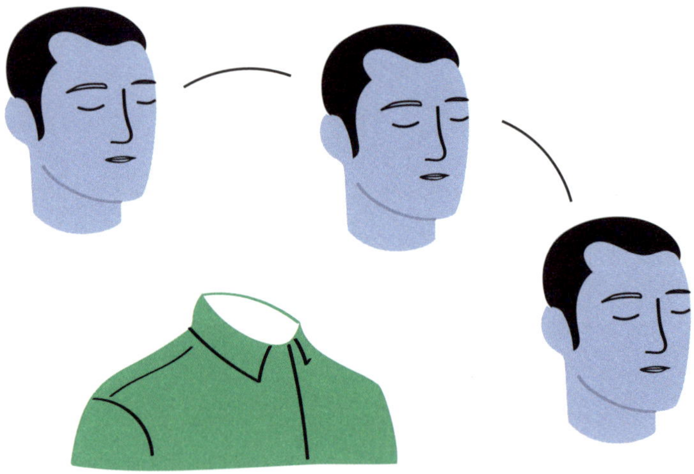

AUSTAUSCHGEHIRN?

Cephalosomatische Anastomose: Hinter diesem sperrigen Begriff verbirgt sich die ebenso gewagte wie ethisch fragwürdige Idee, einen Kopf – und damit ein Gehirn – auf einen anderen Körper zu transplantieren. Seit der italienische Neurochirurg Sergio Canavero 2017 Experimente zur Transplantation eines Rattenkopfes auf einen anderen Körper veröffentlichte und später bekannt gab, dass ihm dies bei Affen gelungen sei, wird das Thema immer wieder in den Medien diskutiert. In beiden Fällen überlebten die Tiere jedoch nur wenige Stunden.

Bei Transplantationen ist es meist vorteilhafter, selbst der Empfänger zu sein. Beim Gehirn ist dies nicht der Fall. Ganz abgesehen von den zahlreichen Abstoßungs- und Infektionsrisiken, die mit einer Transplantation verbunden sind, ist es derzeit nicht möglich, das Rückenmark als Ganzes wieder zu verbinden. Das bedeutet für den Patienten, dass er sich selbst bei erfolgreicher Transplantation in einer Art extremem Locked-in-Zustand befinden würde. Der Nutzen scheint also fragwürdig und unterstreicht die ethischen Grenzen der Transplantationsmedizin.

REGENERATION DES GEHIRNS

Bevor man darüber nachdenkt, ein Gehirn zu transplantieren oder für später zu konservieren, wäre die Beschäftigung mit anderen Reparaturmöglichkeiten lohnender.

Eine davon ist die Verwendung von Stammzellen, also von Zellen, die durch chemische Reize veranlasst werden können, Zellen verschiedenen Typs hervorzubringen. So ist es vor Kurzem gelungen, dopaminerge Neuronen zu erzeugen und sie als Therapie gegen die Parkinsonkrankheit einzusetzen. Die Ergebnisse sind ermutigend und es wurden auch bereits klinische Versuche durchgeführt, aber noch steht die Wissenschaft in diesem Bereich am Anfang.

Ein interessantes Forschungsgebiet sind auch Organoide. Dabei handelt es sich um kleine Organe, die aus Stammzellen geschaffen und in der Petrischale gezüchtet werden. Solche im Labor kultivierten Gehirne bieten großartige Möglichkeiten, das Gehirn und Behandlungsmöglichkeiten zu erforschen. Es wurde bereits gezeigt, dass sie über ein Kurzzeitgedächtnis verfügen. Es stellt sich also die Frage, ob sie eines Tages ein Bewusstsein haben könnten.

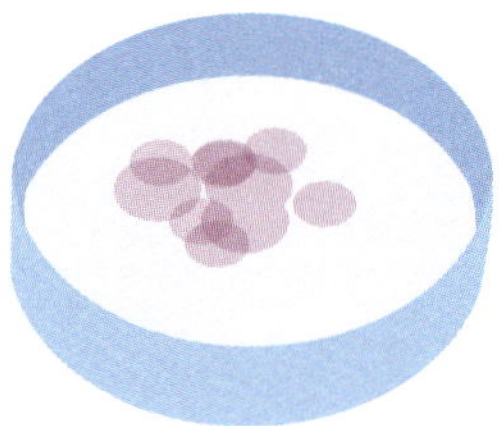

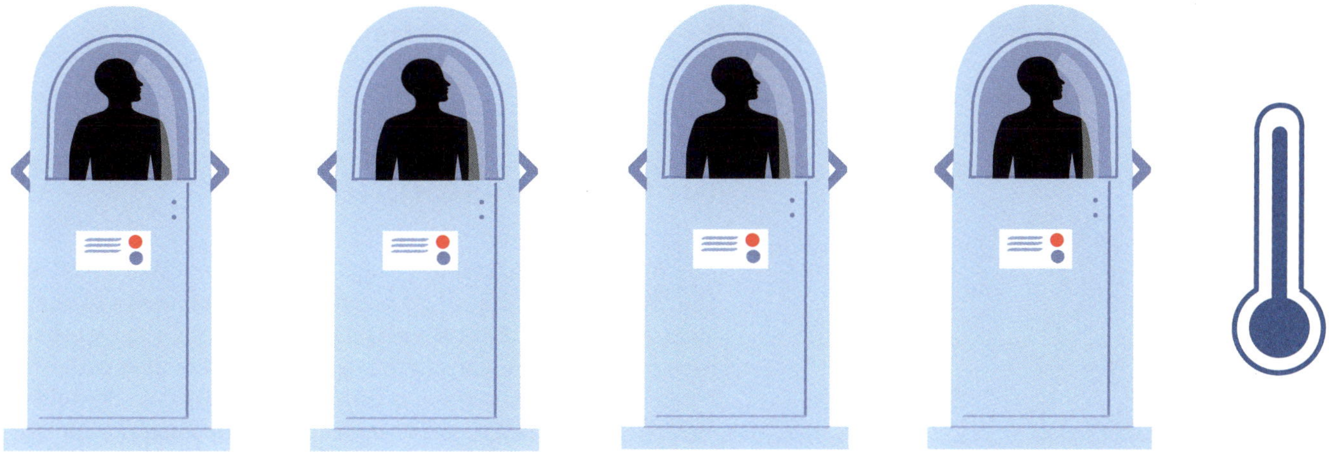

AUF EIS GELEGT

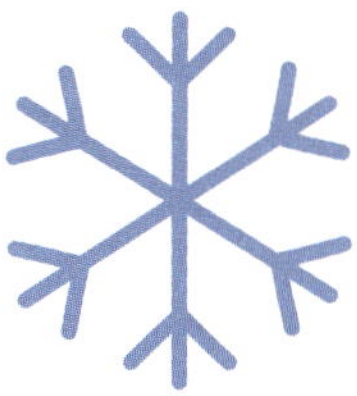

Mehrere Unternehmen bieten ihren Kunden an, sie nach ihrem Tod zu kryogenisieren – also tiefgefroren aufzubewahren –, um sie wiederzubeleben, sobald der wissenschaftliche Fortschritt dies ermöglicht. Mehrere Hundert Menschen auf der ganzen Welt warten so in Kühlboxen. Das klingt nach Science-Fiction.

Allerdings können sich beim Tiefgefrieren im Gehirn Eiskristalle bilden, die zu irreparablen Schäden führen können. Man müsste also herausfinden, wie man das Gehirn auftauen und wiederbeleben kann. Die Lösung könnte sich in der Natur finden. Ein in Alaska heimischer Frosch sammelt Zucker in seiner Leber an, bevor er ihn in die Blutbahn abgibt, sodass er sich buchstäblich gefrieren lassen kann, bis er an wärmeren Tagen wieder erwacht.

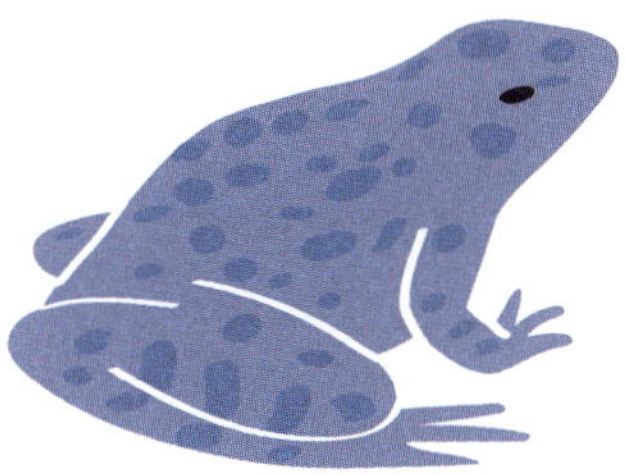

Eine andere Lösung könnte die Vitrifizierung sein, bei der chemische Kryokonservierungsmittel injiziert werden. Mithilfe solcher Verfahren ist es möglich, Fliegen oder auch Organe einzufrieren und sie später wieder aufzutauen, wobei ihre Funktion erhalten bleibt. Es gibt bereits einige Hinweise auf Verfahren, die keine Schäden auf Zellebene verursachen und sich darum auch für das Gehirn eignen könnten. Aber einen Menschen oder ein anderes Säugetier einzufrieren und wieder aufzutauen, ist noch immer unmöglich. Es ist also schwer zu sagen, ob die Gehirnfunktionen erhalten bleiben würden.

TRANSHUMANISMUS

ODER DAS GEHIRN 2.0

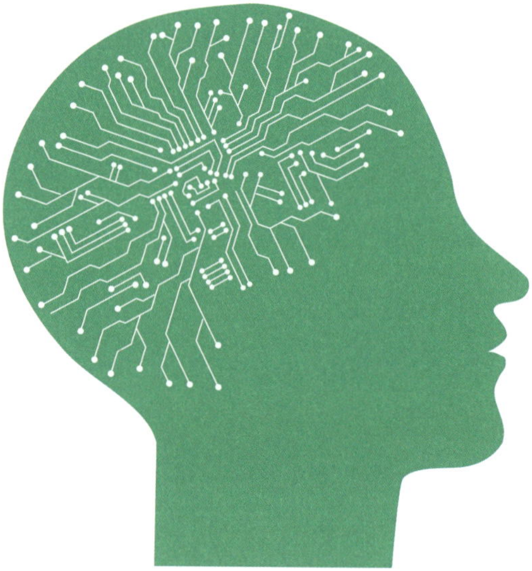

DIGITALE FORSCHUNG

Das 2013 ins Leben gerufene Human Brain Project vereint mehr als 500 Wissenschaftler aus 120 europäischen Institutionen (darunter auch unser Labor). Es strebt einerseits den Aufbau einer kollaborativen Forschungsinfrastruktur an, um die Komplexität des Gehirns besser zu verstehen, und legt andererseits den Fokus auf die Anwendung in verschiedenen Bereichen, darunter Neuromedizin, Informatik, Robotik und Innovationen im Bereich der künstlichen Intelligenz.
Es haben sich verschiedene Projekte herausgebildet, darunter Blue Brain, EBRAINS und SpiNNaker, die darauf abzielen, ein synthetisches Gehirn zu entwickeln. Das erste Projekt hat eine Simulation des Rattengehirns und einen dreidimensionalen Atlas des Mausgehirns veröffentlicht. Das zweite hat einen Atlas des menschlichen Gehirns veröffentlicht, eine Art Google Earth für das Gehirn.
Im dritten Projekt werden Prozessoren zu einem neuromorphen Computer verbunden, der das menschliche Gehirn simuliert. Kürzlich wurde der millionste Prozessor angeschlossen, was etwa einem Prozent der durchschnittlichen Gesamtzahl der Neuronen in einem menschlichen Gehirn entspricht.

BEWUSSTSEINS-DOWNLOAD

Der Transhumanismus ist eine Bewegung, die sich auf die Fortschritte in der Biologie und der künstlichen Intelligenz stützt und sich vorstellt, das Bewusstsein auf ein künstliches Medium, etwa einen Chip oder einen USB-Stick, herunterzuladen.
Dahinter verbirgt sich die Vorstellung, die Grenzen dessen zu überschreiten, was ein Mensch heute ist, um eine Art Postmenschen zu schaffen. Im Hintergrund dieses ungebremsten Rennens nach Höchstleistungen steht auch der Mythos der Unsterblichkeit.
Es ist bereits gelungen, den Schaltkreis der neuronalen Verbindungen des Wurms *C. elegans* auf einen Roboter zu übertragen, der seine Bewegungen nachahmte. Doch wie wir in diesem Buch gezeigt haben, sind Denken und Emotionen noch immer Prozesse, deren genaue biologische Grundlagen wir nicht kennen. Dass eine Maschine bestimmte Aufgaben nachahmen kann, ist durchaus denkbar. Dass sie dem Menschen ebenbürtig sein könnte, bleibt derzeit noch eine Fantasie.

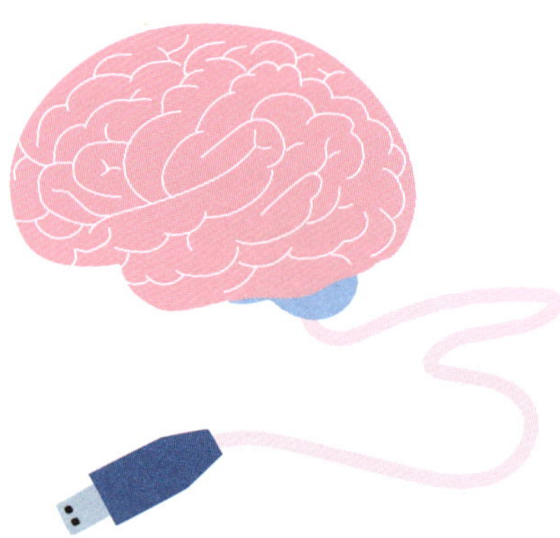

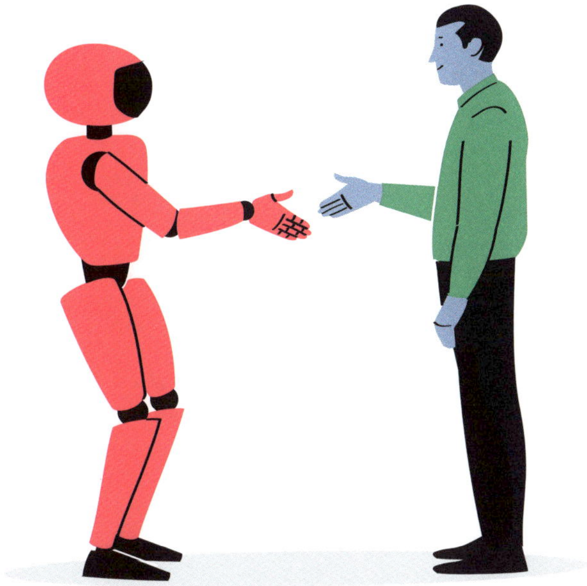

FEHLENTWICKLUNGEN VORBEUGEN

Das Konzept des Transhumanismus ist gefährlich. Wenn man sich vorstellt, dass man ein Gehirn, also im weiteren Sinne ein Individuum, auf einen Datenträger übertragen kann, wie im Film *Lucy*, oder in eine Cloud wie in der britischen Serie *Years and Years*, tritt das Thema des Datenschutzes in den Mittelpunkt.

Ebenso stellt sich die Frage, ob dieser Zugang zur »Unsterblichkeit« oder zu »Verbesserungen« nur den Eliten vorbehalten sein könnte. Wo liegt die Grenze zwischen der Verbesserung des Menschen und eugenischen Versuchungen? Welche Rechte dürfte oder müsste man den heruntergeladenen Geistern einräumen? Wie könnte diese Technologie missbraucht werden? Um diese potenziellen Gefahren und die daraus möglicherweise resultierenden wirtschaftlichen Interessen einzudämmen, prüft das Europäische Parlament einen Gesetzesentwurf zur Festlegung einheitlicher Regeln für künstliche Intelligenz. Das Gesetz soll vor jedem System schützen, das als offensichtliche Bedrohung der Sicherheit und/oder der Persönlichkeitsrechte angesehen werden kann.

CHIPS IM GEHIRN?

Der international aktive Unternehmer Elon Musk steht hinter PayPal sowie anderen Firmen, die beispielsweise wiederverwendbare Raketenstufen und Elektrofahrzeuge produzieren. 2016 gründete er das Unternehmen Neuralink, das Möglichkeiten zur Vernetzung des menschlichen Gehirns mit Maschinen untersucht.

Neuralink arbeitet auf zwei Ebenen. Einerseits werden Chips entwickelt, die eine Art Symbiose zwischen Mensch und künstlicher Intelligenz herstellen können, indem sie die Gehirnaktivität nicht nur aufzeichnen, sondern auch stimulieren. Andererseits entwickelt die Firma Roboter, die diese Chips implantieren können. Aus medizinischer Sicht könnte diese Technologie künftig einmal genutzt werden, um beschädigte Gehirnbereiche zu reaktivieren und so neurologische Erkrankungen zu behandeln. Dem steht aber die Frage gegenüber, ob die Implantation von Geräten zur »Fernsteuerung« von Menschen ethisch vertretbar ist.

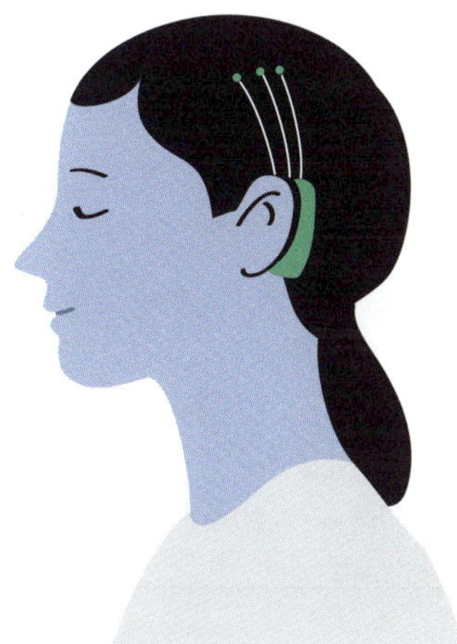

WAS IST KÜNSTLICHE INTELLIGENZ?

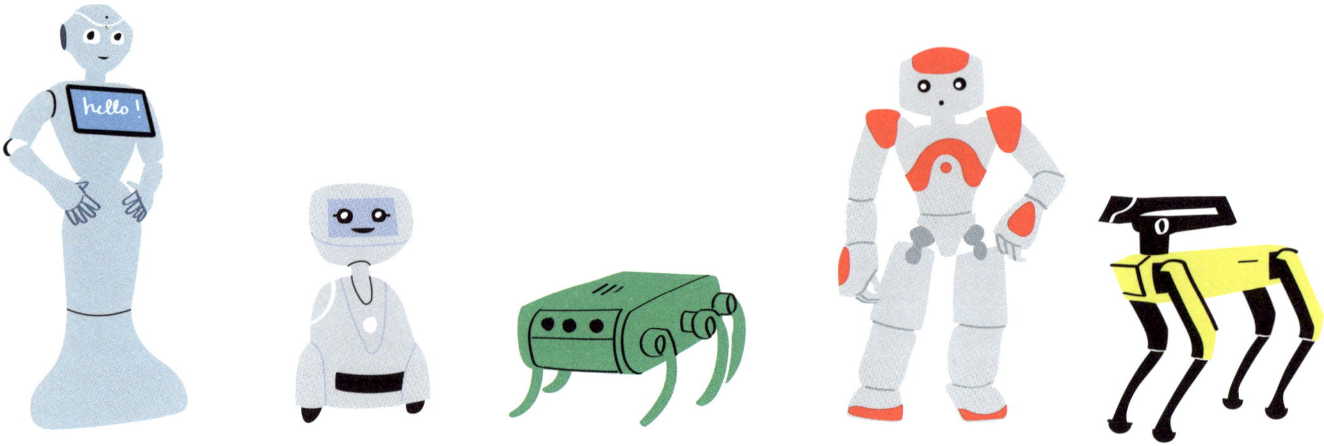

DAS GEHIRN KOPIEREN

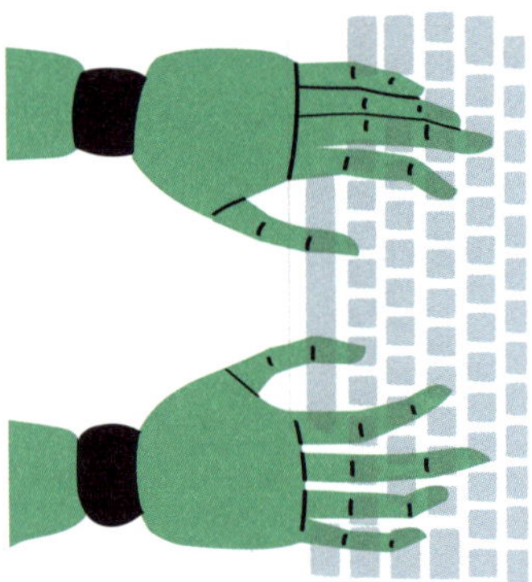

Da manche Forscher das Gehirn als eine Art Computer betrachten, liegt es nahe, dass sie es mithilfe von sogenannten neuromorphen Maschinen kopieren wollen. Es gibt zwei Möglichkeiten, neuronale Netze zu erstellen, die die Grundlage für künstliche Intelligenz bilden: entweder durch Computersimulationen (Software) oder durch eine Zusammenstellung von Prozessoren und anderen elektronischen Bauteilen, die Neuronen und Synapsen nachbilden (Hardware).

Der Softwareansatz wird von dem Programm GPT-3 verwendet, das von OpenAI, einem unter anderem von Elon Musk gegründeten Unternehmen, entwickelt wurde. Es verfügt über 175 Milliarden Synapsen und stützt sich auf ein Netzwerk aus 295 000 Prozessoren. Diese künstlichen Intelligenzen lernen auf unüberwachte Weise, also ohne dass die Daten mit einem Etikett versehen werden müssen, um Assoziationen zu schaffen und zu lernen.

GPT-3 machte Schlagzeilen, als es in der Ich-Form einen Artikel für *The Guardian* verfasste, in dem es erklärte, dass der Mensch keine Angst vor KI haben müsse. Die Frage ist durchaus relevant. Bisher ist dieses Programm nicht zu logischem Denken oder einer bewussten Wahrnehmung fähig. Da es aber bereits imstande ist, selbst etwas zu erschaffen, befürchten manche, dass der Weg dorthin nicht mehr weit sein könnte.

Die Energiekosten eines solchen neuronalen Netzwerks sind allerdings immens. Berechnungen zufolge entspricht sein CO_2-Fußabdruck dem eines Neuwagens, der über 700 000 Kilometer gefahren ist, was ungefähr einer Reise von der Erde zum Mond und zurück entspricht. Unser Gehirn dagegen verbraucht 20 Watt.

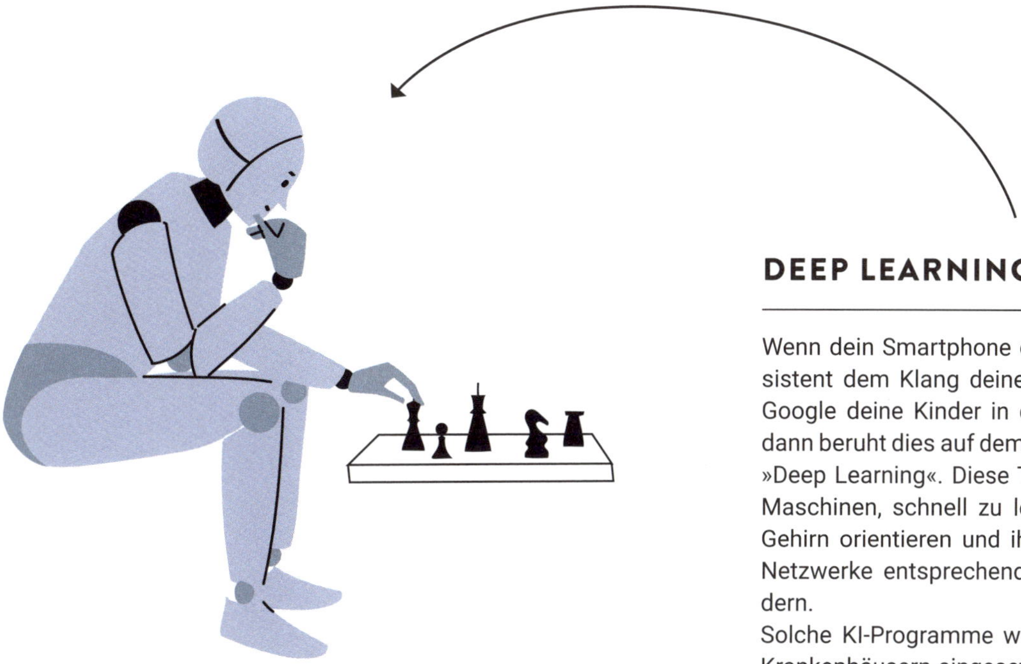

DEEP LEARNING

Wenn dein Smartphone oder dein persönlicher Assistent dem Klang deiner Stimme gehorcht, wenn Google deine Kinder in deinen Fotos finden kann, dann beruht dies auf dem maschinellen Lernen oder »Deep Learning«. Diese Technologie ermöglicht es Maschinen, schnell zu lernen, indem sie sich am Gehirn orientieren und ihre digitalen »neuronalen« Netzwerke entsprechend dem Lernprozess verändern.
Solche KI-Programme werden bereits in manchen Krankenhäusern eingesetzt, um Bilder und Pathologien besser zu interpretieren. Beispielsweise kann die Computeranalyse eines MRT-Scans genutzt werden, um Prognosen über die Erholungschancen nach einem traumatischen Koma zu treffen.

ELEKTRONISCHE HELFER

Künstliche Intelligenzen basieren auf dem Konzept der Kind-Maschine, das der Mathematiker Alan Turing geprägt hat. Es handelt sich um Programme, die so »trainiert« werden, dass sie ein menschliches Gehirn nachbilden. Dieser Ansatz tendiert jedoch dazu, den Menschen auf seine Intelligenz zu reduzieren, und vergisst dabei das Bewusstsein. Haben Smartphone-Assistenten ein Bewusstsein? Im Moment noch nicht. Sie sind lediglich in der Lage, allgemeine Berechnungen durchzuführen und Algorithmen zu befolgen. Aber könnten sie vielleicht künftig ein Bewusstsein entwickeln, wie es die künstlichen Intelligenzen tun, denen wir in Science-Fiction-Werken begegnen? Diese Frage bleibt offen.
Denken wir einmal an HAL, den Bordcomputer aus *2001: Odyssee im Weltraum*, der darauf trainiert wurde, menschliche Verhaltensweisen nachzuahmen, der mit Astronauten kommunizieren und Skizzen bewerten kann. Als er aber ein Bewusstsein entwickelt und seinen Zustand erkennt, schlägt sein Verhalten in Bosheit und Gewalt um. Es liegt an uns, die Grenzen festzulegen.

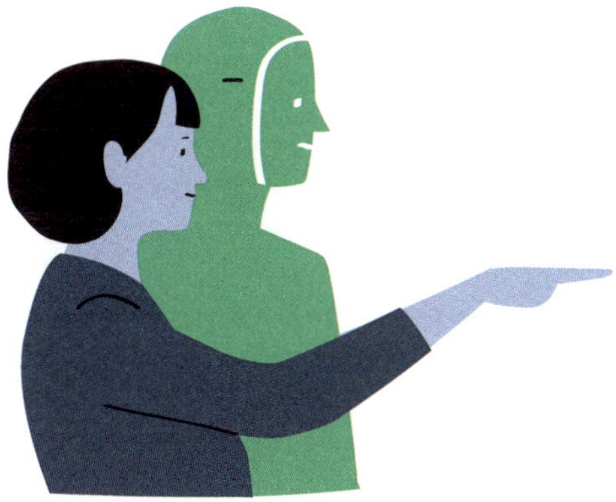

KANN MAN GEDANKEN LESEN?

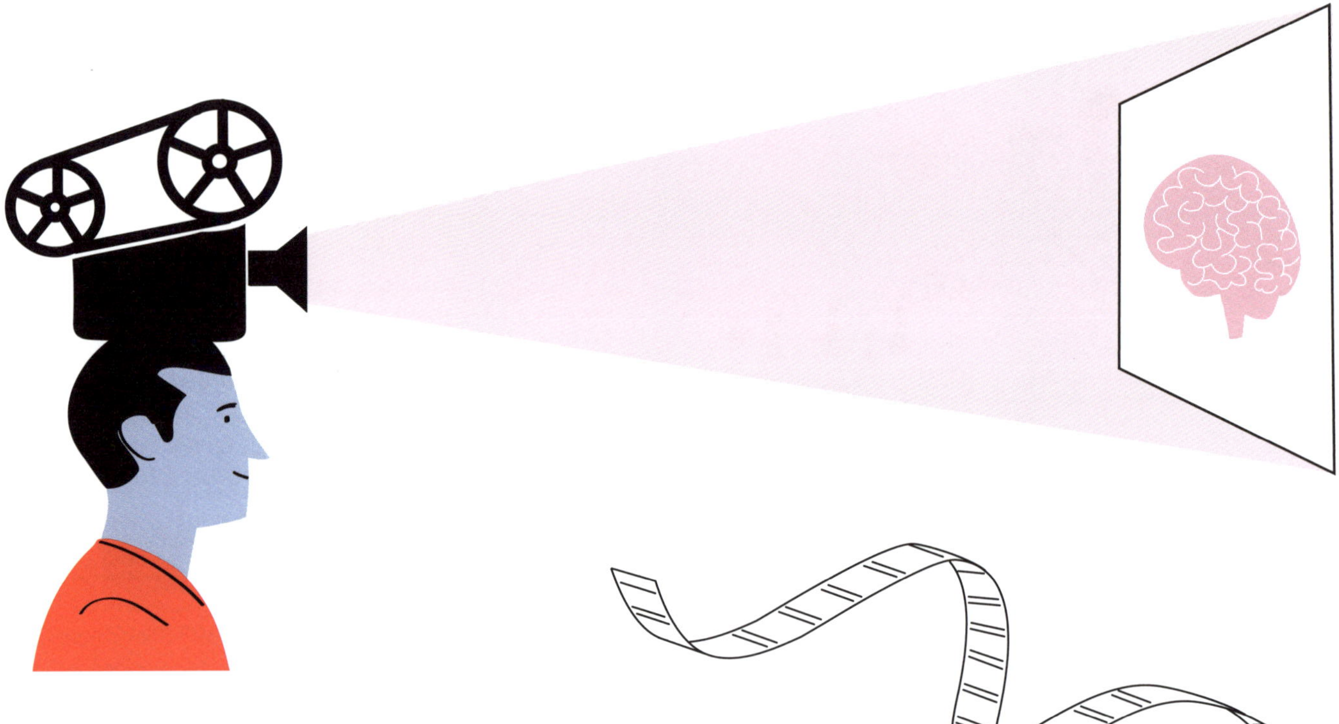

GEDANKENBILDER ZEICHNEN

Du stellst dir eine Landschaft vor und ein Computer zeichnet sie – diese Idee ist einerseits ehrgeizig, aber andererseits auch beängstigend, weil sie mit einem tiefen Eindringen in die eigene geistige Privatsphäre einhergeht. Wie ist das möglich? Letztlich durch bildgebende Verfahren, die in diesem Buch schon mehrfach zur Sprache kamen.

In Studien wurden Freiwilligen verschiedene Bilder gezeigt und bei jedem Bild ihre Gehirnaktivität aufgezeichnet. Auf diese Weise können die Bereiche des visuellen Kortex, in denen der Sauerstoffverbrauch am höchsten ist, kartiert und mit den gesehenen Bildern in Verbindung gebracht werden. Der verwendete Computer verfügt über eine Datenbank, die Karte und Bild miteinander verknüpft. Wenn nun durch den bloßen Gedanken an das Bild ein bestimmtes Aktivitätsmuster im Gehirn auftritt, kann der Computer »erraten«, womit das Gehirn gerade beschäftigt ist.

In jüngerer Zeit wurden solche Versuche auch mit Videosequenzen durchgeführt und es war möglich, filmnahe Versionen zu rekonstruieren. Um nun aber Träume oder Erinnerungen in Bilder umzusetzen, müsste man verstehen, wie sie entstehen. Das ist bislang jedoch noch ein Rätsel.

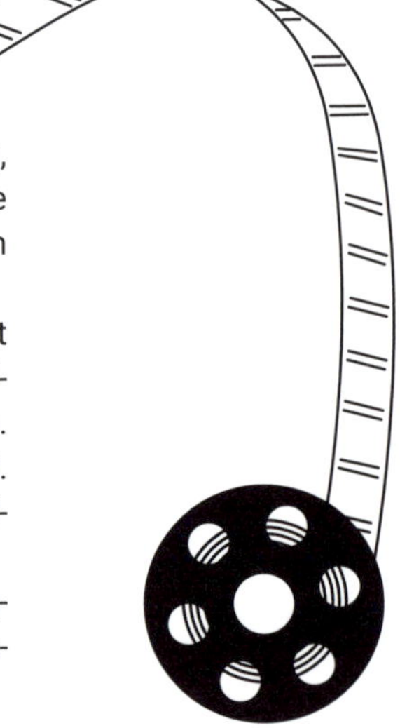

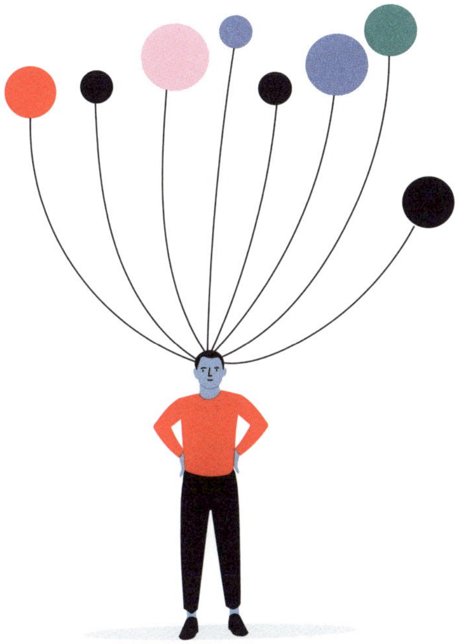

HOFFNUNGEN UND GRENZEN

Gedanken zu lesen, bedeutet zu verstehen, wie sie entstehen. Vor allem aber bedeutet es, dass ihre Entstehung einfachen neuronalen Schaltkreisen, einfachen elektrischen oder chemischen Botschaften gehorcht. Das bedeutet weiter, dass die Erfahrung des Einzelnen, die Umgebungsbedingungen zum Zeitpunkt der Entstehung eines Gedankens oder der freie Wille keine Rolle spielen.
Die Übersetzung von Signalen mithilfe einer Gehirn-Computer-Schnittstelle ist dennoch interessant. Sie könnte dafür genutzt werden, Kommunikationssysteme für Patienten zu entwickeln, die aufgrund von Unfällen oder degenerativen Krankheiten in ihrem Bewusstsein beeinträchtigt sind oder sich im Locked-in-Zustand befinden.
Diese Fortschritte werfen aber Fragen von enormer ethischer Bedeutung auf, weil die Erfassung der Gehirnaktivität und ihre Übersetzung in Text, Bilder oder Zeichnungen für andere Zwecke missbraucht werden könnten. Sobald der Code geknackt ist, könnte er zur Manipulation des Bewusstseins verwendet werden. Es liegt in unserer Verantwortung, solche Fehlentwicklungen zu verhindern.

GEDANKEN IN WÖRTER ÜBERSETZEN

Viele Experimente, die auf Methoden der Gehirn-Computer-Schnittstelle basieren, gewähren Zugang zu Gedanken, ohne dass der Patient sie offen ausspricht.
Mit dem System Brain to Text (Gehirn zu Text) kann beispielsweise ein Computer eine Textpassage, die Probanden stumm lesen, in einen geschriebenen Text übersetzen. Noch beeindruckender war die Entwicklung eines Systems zur Decodierung von Gedanken. Dazu musste eine Datenbank mit Gehirnbildern angelegt werden, die bestimmten Wörtern entsprechen. Für das Experiment wurde ein Patient mit einem Gehirnimplantat ausgestattet. Wenn er nun einen Satz dachte, konnte der Computer mithilfe seiner Datenbank die Gehirnaktivität des Patienten analysieren und sie in Wörter übersetzen, die ein Sprachsynthesizer dann hörbar machen kann. Die Ergebnisse sind noch recht ungenau, aber die Technologie entwickelt sich schnell weiter.

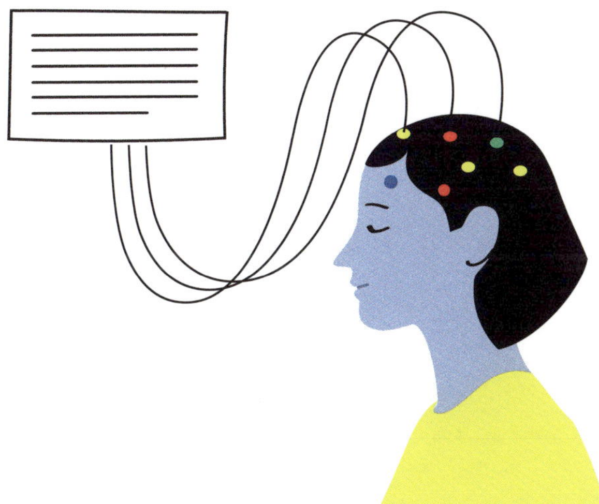

DIE GRENZEN DES BEWUSSTSEINS

VERÄNDERTES BEWUSSTSEIN

Als kognitive Trance bezeichnet man einen Bewusstseinszustand, der durch ein klares, aber verändertes Bewusstsein der äußeren Umgebung gekennzeichnet ist. Seine Merkmale sind vor allem erweiterte innere Bilder, somatosensorische Veränderungen und eine besondere Wahrnehmung. Unser Körper beginnt sich zu bewegen, wir erzeugen Geräusche, unsere Kraft nimmt zu, die Wahrnehmung von Schmerz und Zeit verringert sich und wir erhalten Zugang zu Informationen, die uns im normalen Bewusstseinszustand kaum oder gar nicht zugänglich sind. Früher wurde die kognitive Trance mit schamanischen Praktiken in Verbindung gebracht. Heute weiß man, dass jeder sie herbeiführen kann.

Unter Mitwirkung der Musikethnologin Corinne Sombrun, die in der Mongolei in schamanischer Trance ausgebildet wurde und diese selbst herbeiführen kann, haben wir Studien durchgeführt, um die Wirkung auf das Gehirn zu analysieren. Durch bildgebende Verfahren wurde so eine Abnahme der Aktivität des präfrontalen Kortex beobachtet, während in tieferen, evolutionär älteren neuronalen Netzwerken Aktivität freigesetzt wurde.

Die Veränderung des Bewusstseinszustands und der Schmerzwahrnehmung in der kognitiven Trance eröffnet neue Wege. So wird derzeit an der Universitätsklinik Lüttich eine klinische Studie durchgeführt, um zu messen, ob Trance bei Symptomen wie Müdigkeit und emotionaler Not ebenso wirksam sein kann wie Hypnose.

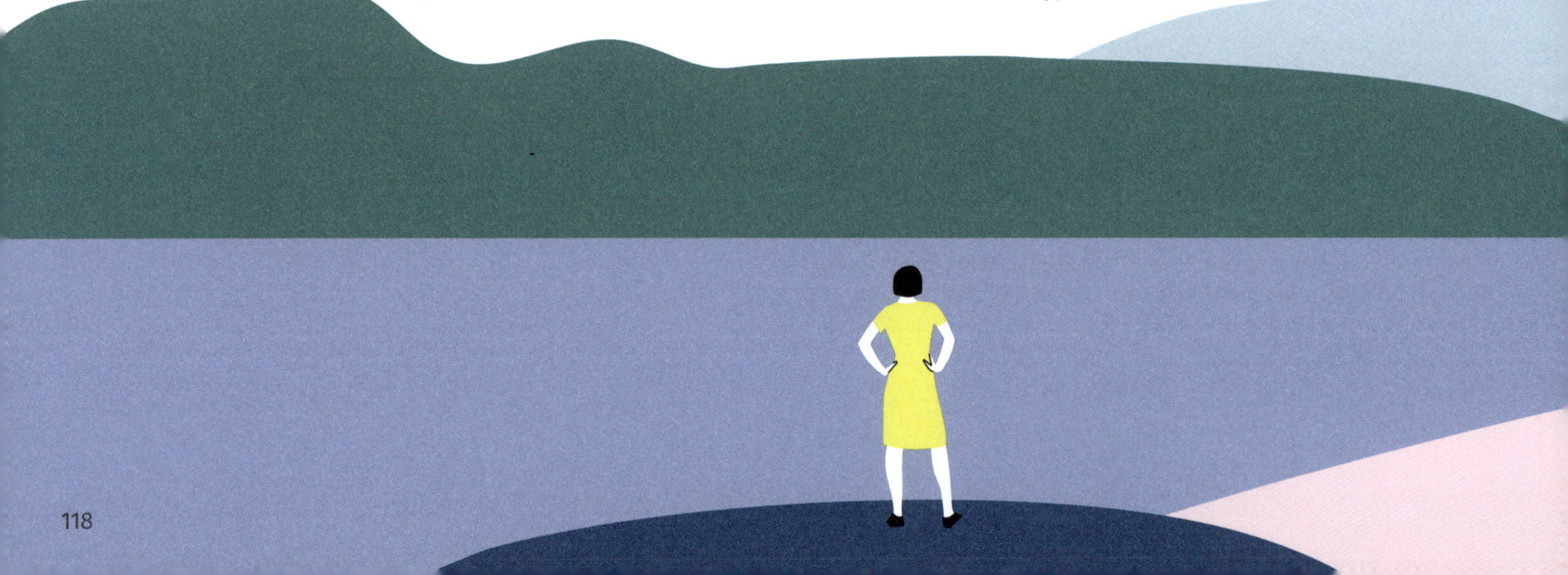

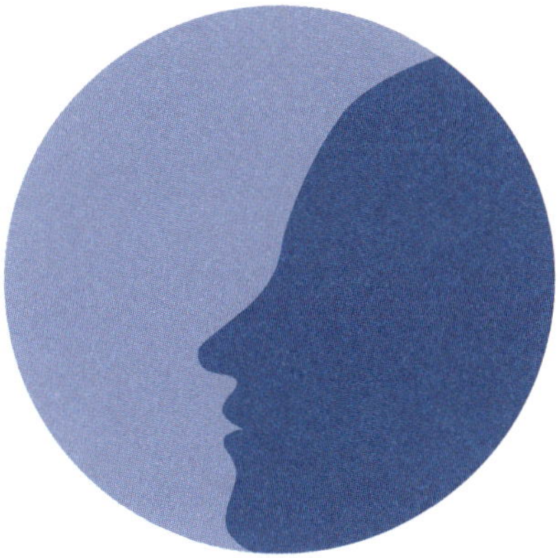

FORSCHUNG UND ÜBERBEWUSSTSEIN

Bei der Lektüre dieser Seiten wird deutlich, dass es nach wie vor schwierig ist, den Begriff des Bewusstseins genau zu definieren. Auch die veränderten Bewusstseinszustände, die bei bestimmten Praktiken wie Meditation, Hypnose oder bei Nahtoderfahrungen und kognitiver Trance beschrieben werden, sind allesamt neue Definitionen des Bewusstseins, die dem Forscher eine große Offenheit abverlangen.

Es gibt andere Wege, um zu einer Art Überbewusstsein zu gelangen, einer reinen Form des Bewusstseins, die über das Ego hinausgeht und weder an eine subjektive Wahrnehmung noch an eine subjektive Emotion gebunden ist. Um das Bewusstsein zu erforschen, müssten Wissenschaftler alle Tabus ignorieren und sich vor allem mit Zuständen des veränderten Bewusstseins beschäftigen. Mittel zum Erreichen solcher Bewusstseinszustände sind beispielsweise Ketamin, ein Schmerzmittel und Antidepressivum, das auch in der Anästhesie eingesetzt wird, sowie Extrakte von Pilzen und anderen Substanzen.

Ein Forscher, der die Welt in Schwarz-Weiß sieht, wird das Farbsehen nicht wirklich verstehen können, selbst wenn er alle molekularen und zellulären Mechanismen des Farbsehens kennt. Ähnlich verhält es sich mit der Situation der Forscher, die das menschliche Denken studieren. Sie müssen eine Brücke zwischen dem Messbaren und dem subjektiven Erleben schlagen. Nur so können sie neue Ansätze finden, um eine Welt besser zu verstehen, deren Grenzen noch unendlich sind.

STICHWORTVERZEICHNIS

T

U

V

W

Z

ÜBER DIE AUTOREN

DR. STEVEN LAUREYS

Dr. Steven Laureys hat sich durch seine wissenschaftliche Erforschung des Gehirns und der Neurologie des Bewusstseins sowie unserer Wahrnehmungen, Gedanken und Emotionen internationale Anerkennung erworben. Seit über 25 Jahren erforscht er den menschlichen Geist sowohl im gesunden Zustand als auch nach Traumata und Krankheiten mithilfe moderner bildgebender Technologien. Mit seinem Team hat er brillante Gehirne untersucht: Dazu zählten nicht nur die von Astronauten, buddhistischen Mönchen wie beispielsweise Matthieu Ricard und Sportlern wie dem Weltmeister im Tiefseetauchen Guillaume Néry, sondern auch die Gehirne von Musikern wie dem musikalischen Leiter der Brüsseler Oper und anderen Bewusstseinsforschern wie der Schamanin Corinne Sombrun. Dr. Steven Laureys hat über 500 wissenschaftliche Artikel in Fachzeitschriften veröffentlicht, ein Dutzend wissenschaftliche Bücher geschrieben (zum Beispiel *The Neurology of Consciousness*) und ist Autor von populärwissenschaftlichen Werken wie dem internationalen Bestseller *Warum Meditation heilt*. Dr. Laureys ist Forschungsdirektor beim Nationalfonds für wissenschaftliche Forschung und Mitglied der Königlichen Akademie für Medizin in Belgien; er hat zahlreiche internationale Auszeichnungen erhalten, ist Mitunterzeichner der Cambridge Declaration on Consciousness in Animals (2012) und Verfechter des Tierschutzes.

Zurzeit ist Dr. Steven Laureys Professor am CERVO-Forschungszentrum der Universität Laval in Kanada und Leiter der Forschungseinheit Bewusstsein am GIGA-Forschungszentrum der Universität und des CHU Lüttich. Weil er auch komplexe Sachverhalte verständlich zu vermitteln versteht, hat er an zahlreichen Dokumentarfilmen (*National Geographic*) mitgewirkt und wird häufig zu Auftritten in den Medien eingeladen. Er ist mit der Psychologin Vanessa Charland verheiratet und Vater von fünf Kindern

NICOLAS COUGOT

Nicolas Cougot war fast fünfzehn Jahre lang in der biologischen Forschung tätig und hat die zellulären Mechanismen des Abbaus von Boten-RNA beim Menschen untersucht.
Inzwischen hat er sich dem Journalismus zugewandt und an verschiedenen Büchern mitgewirkt. Er arbeitet mit verschiedenen anderen nationalen Print- und audiovisuellen Medien zusammen.

VALÉRIE LEBLANC

Valérie Leblanc ist Grafikdesignerin und Illustratorin. Ihre Arbeiten mit der minimalistischen Strichführung und den lebhaften Farben wirken vordergründig nüchtern, zeigen aber auf den zweiten Blick ihren ganzen Facettenreichtum. Sie arbeitet an verschiedenen Projekten im Bereich der Presse, des Verlagswesens und der Kommunikationsbranche.

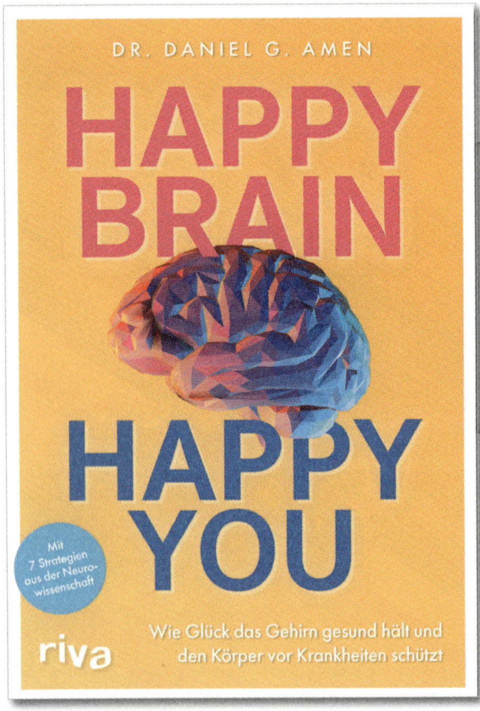

Auch als **E-Book** erhältlich

400 Seiten
22,00 € (D) | 22,70 € (A)
ISBN 978-3-7423-2263-0

Dr. Daniel G. Amen

Happy Brain – Happy You

Wie Glück das Gehirn gesund hält und den Körper vor Krankheiten schützt. Mit 7 Strategien aus der Neurowissenschaft

Glück ist mehr als ein Gefühlszustand – es ist eine Gehirnfunktion, ein physiologischer Prozess, der sowohl Nährstoffe benötigt als auch produziert und damit enorm wichtig für weitere Abläufe im Organismus ist. Man braucht also ein gesundes Gehirn, um sich glücklich zu fühlen, und ein glückliches Gehirn, um körperlich gesund zu sein. Um diesen Kreislauf anzukurbeln und aktiv zu halten, hat der renommierte Neurowissenschaftler Dr. Daniel Amen sieben Strategien entwickelt, mit denen jeder ganz gezielt den eigenen Glücks- und Gesundheitszustand verbessern kann. Die Versorgung mit bestimmten Nährstoffen ist dabei von zentraler Bedeutung, denn diese liefern die Grundlage für neuronale Prozesse. Aber auch die eigenen Gedanken und Stressmanagement spielen eine Rolle. Handfeste, konkrete Tipps sowie Lebensmittelübersichten helfen dabei, sich nicht nur glücklicher zu fühlen, sondern auch den Körper gesund zu halten.

riva